临床护理管理与人文

主编　李玉芝　等

吉林科学技术出版社

图书在版编目（CIP）数据

临床护理管理与人文 / 李玉芝等主编. -- 长春：
吉林科学技术出版社，2021.12
ISBN 978-7-5578-8226-6

Ⅰ. ①临… Ⅱ. ①李… Ⅲ. ①护理学－管理学 Ⅳ.
①R47

中国版本图书馆CIP数据核字(2021)第116862

临床护理管理与人文

主　　编　李玉芝　等
出 版 人　宛　霞
责任编辑　许晶刚
助理编辑　陈绘新
封面设计　德扬图书
制　　版　济南新广达图文快印有限公司
幅面尺寸　185mm×260mm
开　　本　16
字　　数　145 千字
印　　张　6.125
印　　数　1-1500 册
版　　次　2021年12月第1版
印　　次　2022年5月第2次印刷

出　　版　吉林科学技术出版社
发　　行　吉林科学技术出版社
地　　址　长春市福祉大路5788号
邮　　编　130118
发行部电话/传真　0431-81629529 81629530 81629531
　　　　　　　　　　81629532 81629533 81629534
储运部电话　0431-86059116
编辑部电话　0431-81629518
印　　刷　保定市铭泰达印刷有限公司

书　　号　ISBN 978-7-5578-8226-6
定　　价　50.00元

编 委 会

主 编：李玉芝　张晓芳　吴妙霞　黎月娥

　　　　张彩霞　张海华　杨红叶　吴 悦

副主编：卞海霞　付梅英　庞 俊　李春莲　周菊梅　翟 瑜

　　　　杨新颖　马丽娜　徐仙星　王霞容　袁 苑

编 委：刘志芳　济南市第四人民医院

　　　　周菊梅　三二〇一医院

　　　　张彩霞　中国人民解放军总医院第八医学中心

　　　　杨红叶　中国人民解放军联勤保障部队第九八〇医院

　　　　翟 瑜　中国人民解放军联勤保障部队第九四二医院

　　　　杨新颖　内蒙古科技大学包头医学院第一附属医院

　　　　徐仙星　中国人民解放军中部战区总医院

　　　　王霞容　中国人民解放军联勤保障部队第 903 医院

　　　　袁 苑　中国人民解放军联勤保障部队大连康复疗养中心小平岛疗养区

　　　　王 葵　中国人民解放军南部战区总医院

　　　　赖家盈　中山大学附属第五医院

　　　　陈立娜　中国人民解放军联勤保障部队第九六七医院旅顺口医疗区

　　　　王 茜　中国人民解放军联勤保障部队第九六七医院

　　　　王雪娇　中国人民解放军联勤保障部队大连康复疗养中心

　　　　刘新颖　中国人民解放军总医院第三医学中心

　　　　刘维维　中国人民解放军总医院第三医学中心

　　　　敖凤英　中国人民解放军西部战区总医院

　　　　宋云平　中国人民解放军联勤保障部队第九八三医院

　　　　吴妙霞　东莞市厚街医院

　　　　黎月娥　东莞市松山湖中心医院

　　　　付梅英　成都市第五人民医院

　　　　李春莲　西南医科大学附属中医医院

　　　　王颖婷　牡丹江医学院附属第二医院

　　　　王钧锋　牡丹江医学院附属红旗医院

张　欣　牡丹江医学院附属红旗医院
李春蕾　青岛市市立医院
郭晓玲　青岛市海慈医疗集团
尹　婷　青岛市海慈医疗集团
李玉芝　济南市第四人民医院
卞海霞　胜利油田中心医院
滕　妍　哈尔滨医科大学附属第二医院
王佳丽　哈尔滨医科大学附属第一医院
张海华　烟台毓璜顶医院
周飞飞　海军青岛特勤疗养中心
韩　燕　泰安市中心医院
李　辉　泰安市第一人民医院
康建会　皖南医学院第一附属医院(弋矶山医院)
葛军琴　皖南医学院第一附属医院(弋矶山医院)
张晓芳　滨州市滨城区人民医院
吴　悦　锦州医科大学附属第三医院
庞　俊　新疆医科大学附属肿瘤医院
马丽娜　新疆医科大学第八附属医院
袁　玲　锦州医科大学附属第一医院
赵文宏　锦州医科大学附属第一医院
赵　凤　锦州医科大学附属第一医院

前　　言

　　护理是一门研究如何诊断和处理人类对存在的或潜在的健康问题反应的科学。当前,我们正处在一个医学科技迅猛发展的时代,新的实验室检查方法、新的诊断仪器和诊断技术如雨后春笋般不断问世,并广泛应用于临床。医学技术的发展有力地推动着护理学的进步,护理学的相关理论基础以及更多人性化的护理方法、技术层出不穷,目的则是为了更好地服务患者。本编委会鉴于护理学近年来的进展,为了更好地提高临床医护人员的护理水平,特编写此书,为广大临床医护人员提供参考。

　　本书共五章内容,涉及临床常见疾病的护理及护理管理,包括:产科疾病护理、眼科疾病护理、口腔疾病护理、护理质量管理、护理风险管理。

　　针对每个涉及的疾病都进行了详细叙述,包括疾病的介绍、护理评估、护理要点、护理目标、护理问题、护理措施、操作规范、注意事项以及对患者的健康教育等,内容丰富,重点强调临床实用价值。

　　为了进一步提高临床护理人员的护理水平,本编委会人员在多年临床护理经验基础上,参考诸多书籍资料,认真编写了此书,望谨以此书为广大医护人员提供微薄帮助。

　　由于本编委会人员均身负一线护理临床工作,故编写时间仓促,难免有错误及不足之处,恳请广大读者见谅,并给予批评指正,以便更好地总结经验,从而达到共同进步、提高临床护理水平的目的。

《临床护理管理与人文》编委会

2021 年 12 月

目　　录

第一章　产科疾病护理

第一节　产科一般护理

一、概述

产科一般护理包括入院护理、住院护理和出院护理,是产科责任护士(助产士)的基本工作范畴,具体包括入院接诊、床位安置、护理评估、治疗处置、病情和产程观察、健康教育和出院指导等内容。由于孕产妇不是一般意义上的患者,且任何问题都有可能涉及胎儿和家庭,故产科护理与其他临床科室的护理相比有其特色和不同的专科护理要求,应全面考虑孕产妇、胎婴儿、家庭经济、文化背景、社会心理等。

二、护理评估

1.健康史

(1)年龄:年龄过小易发生难产;年龄过大,尤其是 35 岁以上的高龄初产妇,易并发妊娠期高血压疾病、产力异常等。

(2)职业:是否接触有毒、有害、放射性物质。

(3)本次妊娠经过:妊娠早期有无病毒感染及用药史、发热及出血史;饮食营养、运动、睡眠、大小便情况和胎动开始时间。

(4)推算预产期:按末次月经推算预产期。如孕妇记不清末次月经日期或哺乳期月经尚未来潮而受孕者,可根据早孕反应开始出现时间、胎动开始时间、子宫底高度和 B 超检查的胎囊大小、头臀长度、胎头双顶径及股骨长度值推算出预产期。

(5)月经史和孕产史:初潮年龄、月经周期、持续时间。初产妇了解孕次和流产史;经产妇应了解既往孕产史,如有无难产史、早产史、死胎死产史、分娩方式、有无产后出血和会阴三度裂伤史等,了解出生时新生儿情况。

(6)既往史和手术史:重点了解妊娠前有无高血压、心脏病、血液病、肝肾疾病、结核病、糖尿病和甲状腺功能亢进等内分泌疾病;做过何种手术;有无食物、药物过敏史。

(7)家族史:询问家族中有无妊娠合并症、双胎及其他遗传性疾病。

(8)配偶情况:着重询问有无不良嗜好、健康状况和有无遗传性疾病。

2.生理状况

(1)症状

1)疼痛:询问发生时间、部位、性质及伴随症状。鉴别生理性疼痛与病理性疼痛、临产与假临产。

2)阴道流血:根据出血的量、颜色和性状,鉴别病理性出血(胎盘/血管前置、胎盘早剥等)和临产前征兆(见红)。

3)阴道流液:观察阴道流液时间、量、颜色、性状、pH 值及能否自主控制,判断是破膜还是一过性尿失禁。

4)其他:有无头昏、头痛、视物模糊等自觉症状。

（2）体征:

1)宫缩:通过触诊法或胎儿电子监护仪监测,观察宫缩的规律性,持续时间、间歇时间和强度,确定是否临产。假临产特点为宫缩持续时间短(<30 s)且不恒定,间歇时间长且不规律,宫缩强度不增加,宫缩时宫颈管不短缩,宫口不扩张,常在夜间出现,清晨消失,给予强镇静药物能抑制宫缩。临产开始的标志为规律且逐渐增强的子宫收缩,持续约30 s,间歇5～6 min,同时伴随进行性宫颈管消失、宫口扩张和胎先露部下降;用强镇静药物不能抑制宫缩。随着产程进展,宫缩持续时间渐长(50～60 s),强度增加,间歇期渐短(2～3 min),当宫口近开全时,宫缩持续时间可长达1 min或以上,间歇期仅1～2 min。

2)宫口扩张:通过阴道检查或肛查(不建议使用),确定宫口扩张程度。当宫缩渐频繁并增强时,宫颈管逐渐缩短直至消失,宫口逐渐扩张。潜伏期扩张速度较慢,活跃期后加快,当宫口开全时,宫颈边缘消失。

3)胎先露下降:通过阴道检查明确颅骨最低点与坐骨棘平面之间的关系。潜伏期胎头下降不明显,活跃期加快。

4)胎膜破裂:胎膜多在宫口近开全时自然破裂,前羊水流出。未破膜者,阴道检查时触及有弹性的前羊水囊;已破膜者,则直接触及先露部,推动先露部时流出羊水。

（3）辅助检查

1)实验室检查:血常规、尿常规、出凝血时间、血型(ABO和Rh)、肝肾功能、乙肝抗原抗体、糖耐量、梅毒螺旋体、HIV筛查、阴道分泌物等。

2)B型超声检查。

3)胎儿电子监护。

4)其他:心电图等。

3.高危因素

（1）年龄:<18岁或≥35岁。

（2）疾病:妊娠合并症与并发症。

（3）异常分娩史。

（4）其他:酗酒、吸毒等。

4.心理-社会因素

（1）分娩意愿:选择自然分娩或剖宫产,了解其原因。

（2）宗教信仰:有无因宗教信仰的特殊要求。

（3）家庭及社会支持度:包括家族成员对分娩的看法和医院提供的服务。

（4）对分娩过程的感知:包括对分娩的恐惧、自身和胎儿安全的担忧、自我形象的要求、母亲角色适应和行为反应。

（5）对医院环境感知:包括隐私保护、环境舒适性要求等。

三、护理措施

1.入院护理

（1）接诊:热情接待孕产妇,询问就诊原因,初步评估孕产妇情况,包括面色、体态、精神状态,根据情况安排护理工作流程。

(2)安置孕产妇:依孕产妇自理能力,协助送达已准备好的房间和床位;协助安放母婴生活用品。

(3)收集资料:①入院证;②门诊资料(包括围产期保健手册);③历次产检记录及辅助检查报告单;④分娩计划书。

(4)建立病历,填写床头卡、手腕带并完成放置和佩戴。

(5)测量生命体征、体重,填写三测单,完成首次护理评估单的书写。

(6)通知管床医师,协助完成产科检查,遵医嘱完成相应辅助检查及处理;根据孕产妇的情况和自理能力,与医师共同确定护理级别,提供相应级别的护理。

(7)介绍管床医师、责任护士、病房环境、生活设施及使用方法、作息时间及家属探视陪伴相关制度。

(8)根据入院评估情况,制订个性化护理计划。

2.基础护理

(1)观察生命体征:每天测量体温、脉搏、呼吸、血压,如血压升高或妊娠期高血压疾病等,应酌情增加测量次数,并报告医师给予相应处理。每周测体重1次。

(2)遵医嘱进行相应治疗处理。

(3)活动与休息:指导孕产妇保证足够的睡眠,护理活动应不打扰其休息。鼓励适当活动,有合并症或并发症等应征求医师意见。

(4)清洁与舒适:病室每天开窗通风;指导孕产妇穿棉质衣服,保持个人卫生和会阴部清洁;协助并指导家属为生活不能自理的孕产妇进行脸部清洁、口腔护理、会阴护理、足部护理。

(5)排尿与排便:了解每天排便情况,指导产妇勤排尿,多吃含纤维素的食物,增加饮水量,适当活动。

(6)晨晚间护理:观察和了解孕产妇夜间睡眠质量及产科情况,整理床单位,满足孕产妇清洁、舒适和安全的需要,创造良好的环境,保障母婴休息。

3.阴道分娩孕产妇的护理

(1)产前护理

1)指导并协助孕妇采取舒适体位,以左侧卧位为宜,增加胎盘血供。

2)指导孕妇数胎动,每天三次,每次1小时。

3)听胎心每4小时一次,胎膜破裂和有异常时酌情增加;必要时行胎儿电子监护。如胎心异常,及时给予氧气吸入,左侧卧位,并通知医师及时处理。

4)密切观察产兆,了解宫缩开始和持续时间、频率及强度;适时阴道检查了解宫口软硬度、扩张情况和是否破膜。

5)观察阴道流液:发现破膜立即听胎心,观察羊水的量、色及性状;保持外阴清洁,避免不必要的阴道检查,预防感染。若先露高浮,应取头低足高位,预防脐带脱垂。

6)营养和休息:鼓励进食,适当活动、保存体力,指导应对和放松技巧。

(2)产时护理:确诊临产且满足产房转入标准时,转入产房分娩。

(3)产后护理

1)每天测量生命体征4次,体温超过38 ℃及时报告医师。

2)子宫复旧和恶露:产后入病房,2 h内每30 min按压宫底一次,观察阴道出血量、颜色和性状,准确测量产后 24 h 出血量。每天在同一时间评估宫底高度、子宫收缩情况,同时观察恶露量、颜色和气味,如发现异常,及时排空膀胱,按摩子宫,遵医嘱给宫缩剂。如恶露有异味,提示有感染的可能,配合医师做好血标本和组织标本的采集及使用抗生素。

　　3)会阴护理:保持局部清洁干燥。产后数小时内用冰袋冷敷减轻疼痛不适,24 h 后红外线治疗。每天用 0.05 %聚维酮碘消毒液或用 2 %苯扎溴铵擦洗或冲洗会阴 2~3 次,大便后清洗外阴,保持局部清洁干燥。会阴有缝线者,每天检查有无红肿、硬结、分泌物,取伤口对侧卧位,如有会阴伤口疼痛剧烈或有肛门坠胀感,应报告医师,排除阴道壁或会阴血肿;如出现伤口感染者遵医嘱处理,提前拆线,定时换药;会阴水肿者予 50 %硫酸镁湿热敷。

　　4)排尿和排便护理:保持大小便通畅。鼓励多饮水,多吃蔬菜及含纤维素食物。产后 4~6 h 内尽早排尿,排尿困难可改变体位,解除思想顾虑,温水冲洗、热敷下腹部、针灸或新斯的明注射,无效时导尿。

　　5)产后 1 h 进流食或清淡半流饮食,以后进普通饮食。乳母注意增加蛋白质、维生素和铁的摄入。

　　6)给予活动指导,鼓励尽早下床活动。

　　7)乳房护理和母乳喂养指导。

　　4. 剖宫产分娩孕产妇的护理

　　(1)术前护理

　　1)术前禁饮食:择期手术前禁食>6 h,禁饮水>4 h,急诊手术即刻禁食禁饮。

　　2)术前皮肤准备:备皮(新的观念不主张),孕妇情况及医院条件允许可指导或协助孕产妇沐浴、更换手术衣、剪指甲,取下义齿、首饰等物品交家属保管。

　　3)药物过敏试验:遵医嘱进行抗生素、局麻药皮试并详细记录结果。

　　4)遵医嘱完善相关辅助检查,必要时备血。

　　5)送孕妇至手术室前,听胎心、测血压、完善病历。

　　6)与手术室工作人员核查身份和物品,做好交接并记录。

　　(2)术后护理

　　1)手术结束,由麻醉师和产科医师或手术室助产士送产妇及新生儿回母婴休息室,与病区责任护士进行入室交接,包括手术和麻醉方式、手术过程和术中出血情况;目前产妇神志及生命体征;镇痛、输液(血)及用药情况;新生儿情况。

　　2)安置床位,搬移尽量平稳,注意保护伤口、导管,防止滑脱或污染。

　　3)根据麻醉方式选择适当卧位。全麻未清醒者专人守护,去枕平卧,头偏向一侧;腰麻、硬膜外麻醉患者术后平卧 6 h,血压平稳,可用枕头或抬高床头;6 h 后协助翻身,定期检查皮肤受压情况,鼓励产妇肢体活动,防止下肢静脉血栓形成。

　　4)观察生命体征和病情变化:持续心电监护测血压、脉搏、氧饱和度,30 min 记录一次直至平稳。

　　5)切口护理:观察腹部伤口有无渗血、渗液,保持局部清洁干燥。

　　6)观察子宫收缩及阴道出血情况:定时观察宫底位置、软硬度,观察阴道流血的量、色和性状,准确估计出血量,有异常及时报告医师。

　　7)加强管道护理:标识清晰,避免管道折叠,确保通畅,观察并记录引流液的量及性质。

　　8)饮食与排泄:术后 6 h 内禁食禁饮,之后进无糖无乳流质,肛门排气后逐步过渡到半流质、普食。适当补充维生素和纤维素,保证营养,有利于乳汁的分泌。术后 24 h 拔除尿管,鼓励产妇下床活动,适量饮水,尽早排尿。

(9)指导母乳喂养:分娩后 1 小时内行母婴皮肤接触、早吸吮不少于 30 min。

5. 心理护理

(1)主动沟通,介绍住院环境、分娩手术相关知识、可能出现的情况和配合方法,缓解因陌生环境、分娩、手术等引起的不良情绪。

(2)观察情绪变化,鼓励孕妇表达分娩经历和内心感受,给予帮助和疏导。

(3)根据母亲角色适应阶段进行对应护理:

1)依赖期:产后 3 d 内,让产妇休息,医务人员和家属共同完成产妇和新生儿的日常护理。

2)依赖-独立期:产后 3 d 开始,医务人员及家属加倍关心产妇,耐心指导并鼓励产妇参与照护新生儿,促进产妇接纳孩子与自己。

3)独立期:指导产妇及丈夫正确应对压力、照护新生儿、家庭模式和生活方式的改变等,培养新的家庭观念。

6. 危急状况处理

(1)阴道流水:密切观察阴道流液时间、量、性质、伴随症状,测定 pH,判断是否破膜。若确诊破膜,立即让产妇平卧、听胎心、检查胎先露是否固定,同时报告医师进行相应处理。

(2)阴道流血:密切观察流血时间,正确估计出血量、性质及伴随症状,同时报告医师进行相应处理。

(3)头昏、头痛:立即监测血压、脉搏等生命体征,警惕子痫等疾病发生,同时报告医师进行相应处理。

(4)胎心、胎动异常:判断是否出现胎儿宫内窘迫及脐带脱垂。

7. 出院护理

(1)按常规完成出院体检,去除手腕带;评估产妇产后/术后恢复情况、饮食及睡眠情况、自护和护理新生儿的能力。

(2)进行新生儿沐浴和体检,评估新生儿情况,包括体重、生理性黄疸消退及母乳喂养情况,更换襁褓,去除手腕带。

(3)完成出院宣教,发放出院指导手册;有出院带药者,详细说明使用方法及注意事项;交代产后随访,定期复查。

(4)签署并执行出院医嘱,完善住院病历;审核住院项目,通知住院处结账。

(5)整理床单位,进行终末消毒;铺好备用床,准备迎接新入院者。

四、健康指导

1. 入院指导

(1)了解是否接受过门诊和孕妇学校的健康教育,针对其不足给予针对性指导。

(2)指导异常症状的判断,出现阴道流血、腹痛、头昏、眼花、胸闷、心悸、气短、发热、突然阴道大量流液,胎动减少等,应及时呼叫医务人员。

(3)告知胎动计数及吸氧的意义,学会识别异常情况并及时向责任护士报告。

(4)做好入院告知、安全宣传和安全防护,防止发生跌倒、坠床等。

2.住院指导

(1)讲述分娩知识,进行自然分娩指导,包括非药物分娩镇痛方法。鼓励家属参与陪伴分娩,树立自然分娩信心。

(2)加强饮食和营养指导,保证充足营养、水分和纤维素,满足母婴需求。

(3)指导住院期间的饮食、休息、活动、卧位及安全,促进自然分娩及产后恢复。

(4)产后和术后给予个性化活动指导:鼓励经阴道分娩的产妇及早下床活动。剖宫产分娩的产妇于术后 6 h 开始下肢活动,24 h 后鼓励下床并逐渐增加活动量,预防下肢静脉血栓形成。

(5)进行自我护理及婴儿护理指导,包括产妇会阴部清洁、婴儿沐浴及更换尿布等。

3.出院指导

(1)休息:避免重体力劳动,调整睡眠时间,尽量与新生儿保持同步休息。

(2)饮食:进食营养丰富、易消化吸收食物,饮食多样化,粗细搭配。

(3)个人卫生:保持口腔、身体清洁;穿棉质衣物;生理分娩 24 h 后可淋浴,剖宫产术后 2 周可淋浴,禁止盆浴;保持会阴清洁干燥,勤更换会阴垫。

(4)性生活及避孕:产褥期内禁止性生活,采取合适的避孕措施。

(5)自我护理:每天观察恶露的量、色、气味的变化,有异常及时随诊;观察会阴伤口情况,出现红肿、渗血、渗液,或阴道出血超过月经量,应及时就诊。

(6)产后恢复:指导做产后操及盆底康复训练,促进腹壁、盆底肌肉张力的恢复,预防尿失禁、膀胱直肠膨出及子宫脱垂。

(7)随访:出院前转给社区支持组织,由社区医疗保健人员分别在产后 7、14、28 d 进行上门访视;产后 42 d 进行母婴健康体检。

五、注意事项

1.收集资料应客观全面,密切关注分娩安全的 4 个评估关键时机:入院时、临产、新生儿出生 1 小时内、出院前,及时捕捉疾病征象,保障母婴安全。

2.如产妇出现不明原因的阴道流血及明确诊断前置胎盘者,应根据类型禁止或慎做阴道检查。

3.有高危因素的孕产妇,应严密观察胎心的变化,必要时行胎儿电子监护。

4.所有孕产妇均有发生子宫破裂的可能性,尤其瘢痕子宫和使用催、引产药物者,应做好全面评估和严密观察。

5.产后出血多发生在产后 2 h 内,应严格监测生命体征、宫底高度、阴道出血量、膀胱充盈情况,及早发现、及时处理。

6.完善消毒隔离措施,做好医院感染防控。

7.注意沟通交流技巧,保护孕产妇隐私,提供个性化服务及人文关怀。

第二节　早产的护理

一、概述

1. 定义及发病率　指妊娠期满 28 周至不足 37 周(196～258 d)间分娩者。此时娩出的新生儿称为早产儿,体重为 1000～2499 g。早产儿各器官发育不够健全,出生孕周越小,体重越轻,其预后越差。我国早产占分娩总数的 5 %～15 %。出生 1 岁以内死亡的婴儿 2/3 为早产儿。随着早产儿的治疗和监护手段不断进步,其生存率明显提高,伤残率下降,有些国家已将早产时间的下限定义为妊娠 24 周或 20 周等。

2. 主要发病机制

(1)孕酮撤退。

(2)缩宫素作用。

(3)蜕膜退化。

3. 处理原则　若胎儿存活,无胎儿窘迫、胎膜早破,通过休息和药物治疗控制宫缩,尽量维持妊娠至足月;若胎膜已破,早产已不可避免时,则应尽可能地预防新生儿合并症,以提高早产儿的存活率。

二、护理评估

1. 健康史　详细了解妊娠经过、孕产史及家族史。

2. 生理状况

(1)症状:凡妊娠满 28 周～<37 周,出现规律宫缩(指每 20 min 4 次或每 60 min 内 8 次)。

(2)体征:宫颈进行性改变:①宫颈扩张 1 cm 以上;②宫颈展平≥80 %。

(3)辅助检查:

1)产科检查:核实孕周,评估胎儿成熟度、胎方位等,观察产程进展,确定早产进程。

2)实验室检查:阴道分泌物的生化指标检测、宫颈分泌物培养。

3)影像学检查:经阴道超声测量宫颈管(CL)≤20 mm 或伴有宫口扩张;腹部超声胎盘及羊水。

3. 高危因素

(1)有晚期流产及早产史,再发风险高 2 倍。

(2)孕中期阴道超声检查宫颈长度(CL)≤25 mm 的孕妇。

(3)有子宫颈手术史者。

(4)孕妇年龄小于 17 岁或大于 35 岁。

(5)妊娠间隔过短的孕妇,两次妊娠时间如控制在 18～23 个月,早产风险相对较低。

(6)孕妇体质指数(BMI)<19 kg/m²,或孕前体重<50 kg,营养状况差等。

(7)多胎妊娠者,双胎早产率近 50 %,三胎早产率高达 90 %。

(8)辅助生殖技术助孕者。

(9)胎儿及羊水量异常者。

（10）有妊娠并发症或合并症者，如并发重度子痫前期、子痫、产前出血、妊娠期肝内胆汁瘀积症、妊娠期糖尿病、并发甲状腺疾患、严重心肺疾患、急性传染病等。

（11）异常嗜好，如烟酒嗜好或吸毒的孕妇。

4. 心理-社会因素　孕妇有无焦虑、抑郁、恐惧、依赖等心理问题及对早产的认识程度和家庭支持度。

三、护理措施

1. 一般护理　同产科一般护理。

早产预防：孕妇良好的身心状况可减少早产的发生，突然的精神创伤亦可诱发早产，因此，应做好孕期保健工作，指导孕妇加强营养，保持平静的心情。避免诱发宫缩的活动，如抬举重物、性生活等。高危孕妇必须多卧床休息，以左侧卧位为宜，以增加子宫血液循环，改善胎儿供氧，慎做肛查和阴道检查等，积极治疗合并症，宫颈内口松弛者应于14～16周或更早些时间行宫颈环扎术，防止早产的发生。

2. 产程观察

（1）严密观察产妇宫缩情况，必要时检查宫口扩张、先露下降及胎膜破裂情况并做好记录。

（2）加强胎心监护。

（3）分娩镇痛以硬脊膜外阻滞麻醉镇痛相对安全。

（4）不提倡常规会阴侧切。

（5）不支持没有指征应用产钳。

3. 用药护理

（1）宫缩抑制剂

1）钙通道阻断剂：硝苯吡啶，口服，起始剂量为20 mg，然后每次10～20 mg，每天3～4次，根据宫缩情况调整，可持续48 h。服药中注意观察血压，防止血压过低。

2）前列腺素合成酶抑制剂：吲哚美辛，经阴道或直肠给药，也可口服，起始剂量为50～100 mg，然后每6小时给25 mg，可维持48 h。副作用：在母体方面主要为恶心、胃酸反流、胃炎等；在胎儿方面，妊娠32周前使用或使用时间不超过48 h，则副作用较小；否则可引起胎儿动脉导管提前关闭，也可因减少胎儿肾血流量而使羊水量减少，因此，妊娠32周后用药，需要监测羊水量及胎儿动脉导管宽度。当发现胎儿动脉导管狭窄时立即停药。禁忌证：孕妇血小板功能不良、出血性疾病、肝功能不良、胃溃疡、有对阿司匹林过敏的哮喘病史。

3）β_2-肾上腺素能受体兴奋剂：利托君，静脉点滴，起始剂量50～100 μg/min，每10 min可增加剂量50 μg/min，至宫缩停止，最大剂量不超过350 μg/min，共48 h。使用过程中应密切观察心率和主诉，如心率超过120次/min，或诉心前区疼痛则停止使用。副作用：在母体方面主要有恶心、头痛、鼻塞、低血钾、心动过速、胸痛、气短、高血糖、肺水肿，偶有心肌缺血等；胎儿及新生儿方面主要有心动过速、低血糖、低血钾、低血压、高胆红素，偶有脑室周围出血等。用药禁忌证有心脏病、心律失常、糖尿病控制不满意、甲状腺功能亢进者。2012年美国ACOG早产处理指南推荐以上3种药物为抑制早产宫缩的一线用药。

4）缩宫素受体拮抗剂：阿托西班，静脉点滴，起始剂量为6.75 mg/min，继之18 mg/h维持3 h，接着持续45 h。副作用轻微，无明确禁忌，但价格较昂贵。

5）不推荐48 h后的持续宫缩抑制剂治疗。

6)尽量避免联合使用 2 种或以上宫缩抑制剂。

(2)硫酸镁的应用:推荐妊娠 32 周前早产者常规应用硫酸镁作为胎儿中枢神经系统保护剂治疗。硫酸镁不但能降低早产儿脑瘫的风险,而且能减轻妊娠 32 周早产儿的脑瘫程度。32 周前的早产临产,宫口扩张后用药,负荷剂量 4.0 g 静脉点滴,30 min 滴完,然后以 1 g/h 维持至分娩。美国 ACOG 指南无明确剂量推荐,但建议应用硫酸镁时间不超过 48 h。禁忌证:孕妇患肌无力、肾衰竭。应用前及使用过程中应监测呼吸、膝反射、尿量(同妊娠期高血压疾病),24 h 总量不超过 30 g。

(3)糖皮质激素促胎肺成熟:所有妊娠 28～34^{+6} 周的先兆早产应当给予一个疗程的糖皮质激素。应用地塞米松 6 mg 肌内注射,每 12 小时重复 1 次,共 4 次;若早产临产,来不及完成整个疗程,也应给药降低新生儿死亡率、呼吸窘迫综合征、脑室周围出血、坏死性小肠炎的发病率以及缩短新生儿入住 ICU 的时间。

(4)抗感染治疗:对胎膜完整的早产,使用抗生素不能预防早产,除非分娩在即而下生殖道 β 型溶血性链球菌检测阳性,否则不推荐应用抗生素;对未足月胎膜早破者,预防性使用抗生素。

4.心理护理

(1)为孕产妇提供心理支持,加强陪伴以减少产程中的孤独感、无助感。

(2)积极应对,可安排时间与孕妇进行开放式讨论。

(3)帮助建立母亲角色,接纳婴儿,为母乳喂养作准备。

四、健康指导

1.保胎期间,卧床休息,尽量左侧卧位,注意个人卫生,预防感染。

2.告知孕妇相关治疗药物的作用及不良反应。

3.指导自测胎动的方法,定期间断低流量吸氧。

4.讲解临产征兆,指导孕妇如何积极配合治疗,预防早产。

5.讲解早产儿母乳喂养的重要性,指导产妇进行母乳的喂养。

6.讲解产后自我护理和护理早产儿的相关知识。

五、注意事项

分娩时,适当延长 30～120 s 后断脐带,以减少新生儿输血的需要,预防新生儿脑室内出血。

分娩后,如果新生儿情况允许,应进行早期皮肤接触和早吸吮,注意早产新生儿保暖。

应急处理:早产儿窒息复苏,需要转诊时,作好转诊准备。

第三节　过期妊娠的护理

一、概述

1.定义及发病率　平时月经周期规则,妊娠达到或超过 42 周(≥294 d)尚未分娩者,称为过期妊娠。其发生率占妊娠总数的 3 %～15 %。

2.主要发病机制　各种原因引起的雌孕激素失调导致孕激素优势,分娩发动延迟;胎位不正、头盆不称;胎儿、子宫不能密切接触,反射性子宫收缩减少导致过期妊娠。

3.处理原则　妊娠40周以后胎盘功能逐渐下降,42周以后明显下降,因此,在妊娠41周以后,即应考虑终止妊娠,尽量避免过期妊娠,应根据胎儿安危状况、胎儿大小、宫颈成熟度综合分析,选择恰当的分娩方式。

(1)促宫颈成熟:目前常用的促宫颈成熟的方法主要有 PGE_2 阴道制剂和宫颈扩张球囊。

(2)人工破膜可减少晚期足月和过期妊娠的发生。

(3)引产术:常用静脉滴注缩宫素,诱发宫缩直至临产;胎头已衔接者,通常先人工破膜,1 h后开始滴注缩宫素引产。

(4)适当放宽剖宫产指征。

二、护理评估

1.健康史　详细询问病史,准确判断预产期、妊娠周数等。

2.生理状况

(1)症状、体征:孕期达到或超过42周;通过胎动、胎心率、B超检查、雌孕激素测定、羊膜镜检查等确定胎盘功能是否正常。

(2)辅助检查:B超检查、雌孕激素测定、羊膜镜检查;胎儿监测的方法包括 NST、CST、生物物理评分(BPP)、改良 BPP(NST+羊水测量)。尽管表明41周及以上孕周应行胎儿监测,但采用何种方法及以何频率目前都尚无充分的资料予以确定。

3.高危因素　包括初产妇、既往过期妊娠史、男性胎儿、孕妇肥胖。对双胞胎的研究也提示遗传倾向对晚期或过期妊娠的风险因素占23％～30％。某些胎儿异常可能也与过期妊娠相关,如无脑儿和胎盘硫酸酯酶缺乏,但两者之间联系的确切原因并不清楚。

4.心理-社会因素　过期妊娠加大胎儿、新生儿及孕产妇风险导致个人、家庭成员紧张、焦虑、担忧等不良情绪。

三、护理措施

1.一般护理

(1)查看历次产检记录,准确核实孕周。

(2)听胎心,待产期间每4小时听1次或遵医嘱;交接班必须听胎心;临产后按产程监护常规进行监护;每天至少一次胎儿电子监护,特殊情况随时监护。

(3)重视自觉胎动并记录于入院病历中。

2.产程观察

(1)加强胎心监护。

(2)观察胎膜是否破裂以及羊水量、颜色、性状等。

(3)注意产程进展,观察胎位变化。

(4)不提倡常规会阴侧切。

3.用药护理

(1)缩宫素静脉滴注:缩宫素作用时间短,半衰期为5～12 min。

1)静脉滴注中缩宫素的配制方法:应先用生理盐水或乳酸钠林格注射液500 mL,用7号针头行静脉滴注,按每分钟 8 滴调好滴速,然后再向输液瓶中加入 2.5 U 缩宫素,将其摇匀后继续滴入。切忌先将 2.5 U 缩宫素溶于生理盐水或乳酸钠林格注射液中直接穿刺行静脉滴注,因此法初调时不易掌握滴速,可能在短时间内使过多的缩宫素进入体内,不够安全。

2)合适的浓度与滴速:因缩宫素个体敏感度差异极大,静脉滴注缩宫素应从小剂量开始循序增量,起始剂量为 2.5 U 缩宫素溶于生理盐水或乳酸钠林格注射液 500 mL 中即 0.5 % 缩宫素浓度,以每毫升 15 滴计算,相当于每滴液体中含缩宫素 0.33 mU。从每分钟 8 滴开始,根据宫缩、胎心情况调整滴速,一般每隔 20 分钟调整 1 次。应用等差法,即从每分钟 8 滴 (2.7 mU/min) 调整至 16 滴 (5.4 mU/min),再增至 24 滴 (8.4 mU/min);为安全起见,也可从每分钟 8 滴开始,每次增加 4 滴,直至出现有效宫缩。

3)有效宫缩的判定标准:为 10 min 内出现 3 次宫缩,每次宫缩持续 30~60 s,伴有宫颈的缩短和宫口扩张。最大滴速不得超过每分钟 40 滴,即 13.2 mU/min,如达到最大滴速,仍不出现有效宫缩时,可增加缩宫素浓度,但缩宫素的应用量不变。增加浓度的方法是以生理盐水或乳酸钠林格注射液 500 mL 中加 5 U 缩宫素变成 1 ‰缩宫素浓度,先将滴速减半,再根据宫缩情况进行调整,增加浓度后,最大增至每分钟 40 滴 (26.4 mU),原则上不再增加滴数和缩宫素浓度。

4)注意事项:①要有专人观察宫缩强度、频率、持续时间及胎心率变化并及时记录,调好宫缩后行胎心监护。破膜后要观察羊水量及有无胎粪污染及其程度;②警惕过敏反应;③禁止肌内、皮下、穴位注射及鼻黏膜用药;④输液量不宜过大,以防止发生水中毒;⑤宫缩过强应及时停用缩宫素,必要时使用宫缩抑制剂;⑥引产失败:缩宫素引产成功率与宫颈成熟度、孕周、胎先露高低有关,如连续使用 2~3 d,仍无明显进展,应改用其他引产方法。

(2)前列腺素制剂促宫颈成熟:常用的促宫颈成熟的药物主要是前列腺素制剂。目前在临床常使用的前列腺素制剂如下:

1)可控释地诺前列酮栓:是一种可控制释放的前列腺素 E_2（PGE_2）栓剂,含有 10 mg 地诺前列酮,以 0.3 mg/h 的速度缓慢释放,需低温保存。可以控制药物释放,在出现宫缩过频时能方便取出。

①应用方法:外阴消毒后,将可控释地诺前列酮栓置于阴道后穹隆深处,并旋转 90°,使栓剂横置于阴道后穹隆,宜于保持原位。在阴道口外保留 2~3 cm 终止带以便于取出。在药物置入后,嘱孕妇平卧 20~30 min 以利栓剂吸水膨胀;2 h 后复查,栓剂仍在原位后孕妇可下地活动;

②出现以下情况时应及时取出:a. 出现规律宫缩(每 3 分钟 1 次的宫缩)并同时伴随有宫颈成熟度的改善,宫颈 Bishop 评分≥6 分。b. 自然破膜或行人工破膜术。c. 子宫收缩过频(每 10 分钟 5 次及以上的宫缩)。d. 置药 24 h。e. 有胎儿出现不良状况的证据:胎动减少或消失、胎动过频、胎儿电子监护结果分级为Ⅱ类或Ⅲ类。f. 出现不能用其他原因解释的母体不良反应,如恶心、呕吐、腹泻、发热、低血压、心动过速或者阴道流血增多。取出至少 30 min 后方可静脉点滴缩宫素;

③禁忌证:包括哮喘、青光眼、严重肝肾功能不全等;有急产史或有 3 次以上足月产史的经产妇;瘢痕子宫妊娠;有子宫颈手术史或子宫颈裂伤史;已临产;Bishop 评分≥6 分;急性盆腔炎;前置胎盘或不明原因阴道流血;胎先露异常;可疑胎儿窘迫;正在使用缩宫素;对地诺前列酮或任何赋形剂成分过敏者。

2)米索前列醇:是一种人工合成的前列腺素 E_1(PGE_1)制剂,有 100 μg 和 200 μg 两种片剂,美国食品与药品管理局(FDA)于 2002 年批准米索前列醇用于妊娠中期促宫颈成熟和引产,而用于妊娠晚期促宫颈成熟虽未经 FDA 和中国国家食品药品监督管理总局认证,但美国 ACOG 于 2009 年又重申了米索前列醇在产科领域使用的规范,参考美国 ACOG 2009 年的规范并结合我国米索前列醇的临床使用经验,中华医学会妇产科学分会产科学组经多次讨论,制定米索前列醇在妊娠晚期促宫颈成熟的应用常规如下:

①用于妊娠晚期未破膜而宫颈不成熟的孕妇,是一种安全有效的引产方法;

②每次阴道放药剂量为 25 μg,放药时不要将药物压成碎片。如 6 小时后仍无宫缩,在重复使用米索前列醇前应行阴道检查,重新评价宫颈成熟度,了解原放置的药物是否溶化、吸收,如未溶化和吸收则不宜再放。每天总量不超过 50 μg,以免药物吸收过多;

③如需加用缩宫素,应该在最后一次放置米索前列醇后 4 小时以上,并行阴道检查证实米索前列醇已经吸收才可以加用;

④使用米索前列醇者应在产房观察,监测宫缩和胎心率,一旦出现宫缩过频,应立即进行阴道检查,并取出残留药物;

⑤优点:价格低、性质稳定、易于保存、作用时间长,尤其适合基层医疗机构应用。一些前瞻性随机临床试验和荟萃分析表明,米索前列醇可有效促宫颈成熟。母体和胎儿使用米索前列醇产生的多数不良后果与每次用药量超过 25 μg 相关;

⑥禁忌证与取出指征:应用米索前列醇促宫颈成熟的禁忌证及药物取出指征与可控释地诺前列酮栓相同。

4.产程处理　进入产程后,应鼓励产妇左侧卧位、吸氧。产程中最好连续监测胎心,注意羊水形状,必要时取胎儿头皮血测 pH 值,及早发现胎儿宫内窘迫,并及时处理。过期妊娠时,常伴有胎儿窘迫、羊水粪染,分娩时应做相应准备。胎儿娩出后立即在直接喉镜指引下行气管插管吸出气管内容物,以减少胎粪吸入综合征的发生。

5.心理护理

(1)为孕产妇提供心理支持,帮助建立母亲角色。

(2)安抚产妇家属,帮助产妇家庭应对过期妊娠分娩。

(3)接纳可能出现的难产,胎头吸引、产钳助产等。

四、健康指导

1.注意休息、饮食、睡眠等合理适当。

2.情绪放松、身体放松。

3.适当运动,无其他特殊情况自由体位待产。

4.讲解临产征兆、自觉胎动计数等,指导产妇如何积极配合治疗。

5 讲解过期妊娠分娩及过期产儿护理原则。

五、注意事项

应急处理:做好正常分娩及难产助产、剖宫产准备。

第四节　胎膜早破的护理

一、概述

1.定义及发病率　临产前发生胎膜破裂,称为胎膜早破。发生率国外报道为5％～15％,国内报道为2.7％～7％。未足月胎膜早破指在妊娠20周以后、未满37周胎膜在临产前破裂。妊娠满37周后的胎膜早破发生率10％;妊娠不满37周的胎膜早破发生率2％～3.5％。单胎妊娠胎膜早破的发生率为2％～4％,双胎妊娠为7％～20％。孕周越小,围产儿预后越差,胎膜早破可引起早产、胎盘早剥、羊水过少、脐带脱垂、胎儿窘迫和新生儿呼吸窘迫综合征,孕产妇及胎儿感染率和围产儿病死率显著升高。

2.主要发病机制　生殖道感染,病原微生物产生的蛋白酶、胶质酶、弹性蛋白酶等直接降解胎膜的基质和胶质以及缺乏维生素C、锌、铜等可使胎膜局部抗张能力下降而破裂;双胎妊娠、羊水过多、巨大儿、头盆不称、胎位异常等引起的羊膜腔压力增高和胎膜受力不均,使覆盖于宫颈内口处的胎膜自然成为薄弱环节而容易发生破裂。

3.处理原则　妊娠<24周的孕妇应终止妊娠;妊娠28～35周的孕妇若胎肺不成熟,无感染征象,无胎儿窘迫可期待治疗,但必须排除绒毛膜羊膜炎;若胎肺成熟或有明显感染时,应立即终止妊娠;对胎儿窘迫的孕妇,妊娠>36周,终止妊娠。

(1)足月胎膜早破一般在破膜12 h内自然临产。若12 h未临产,可予以药物引产。

(2)未足月胎膜早破于妊娠28～35周、胎膜早破不伴感染、羊水池深度≥3 cm时采取绝对卧床休息、预防感染、抑制宫缩、促胎肺成熟等期待疗法;羊水池深度≤2 cm,妊娠<35周纠正羊水过少。妊娠35周后或明显羊膜腔感染,伴有胎儿窘迫,抗感染同时终止妊娠。

二、护理评估

1.健康史　详细询问病史,了解诱发胎膜早破的原因,确定胎膜破裂的时间、妊娠周数,是否有宫缩及感染的征象。

2.生理状况

(1)症状和体征:孕妇主诉突然出现阴道流液或无控制的"漏尿",少数孕妇仅感觉到外阴较平时湿润,窥阴器检查见混有胎脂的羊水自子宫颈口流出,即可作出诊断。

(2)辅助检查

1)阴道酸碱度测定:正常阴道液pH值为4.5～5.5,羊水pH值为7.0～7.5。胎膜破裂后,阴道液pH值升高(pH值≥6.5)。pH值诊断胎膜早破的敏感度为90％,血液、尿液、宫颈黏液、精液及细菌污染可出现假阳性。

2)阴道液涂片:取阴道液涂于玻片上,干燥后显微镜下观察,出现羊齿状结晶,用0.5％硫酸尼罗蓝染色,显微镜下见橘黄色胎儿上皮细胞,用苏丹Ⅲ染色见黄色脂肪小粒,均可确定为羊水,准确率达95％。

3)胎儿纤连蛋白(fFN)测定:胎儿纤连蛋白是胎膜分泌的细胞外基质蛋白。当宫颈及阴道分泌物内胎儿纤连蛋白含量>0.05 mg/L时,胎膜抗张能力下降,易发生胎膜早破。

4)胰岛素样生长因子结合蛋白-1(IGFBP-1):检测人羊水中胰岛素样生长因子结合蛋白-

1,特异性强,不受血液、精液、尿液和宫颈黏液的影响。

5)羊膜腔感染检测:①羊水细菌培养;②羊水涂片革兰染色检查细菌;③羊水白细胞 IL-6 ≥7.9 ng/mL,提示羊膜腔感染;④血 C-反应蛋白>8 mg/L,提示羊膜腔感染;⑤降钙素原轻度升高表示感染存在。

6)羊膜镜检查:可直视胎儿先露部,看见头发或其他胎儿部分,看不到前羊膜囊即可诊断为胎膜早破。

7)B 超检查羊水量减少可协助诊断。

3.高危因素

(1)母体因素:反复阴道流血、阴道炎、长期应用糖皮质激素、腹部创伤、腹腔内压力突然增加(剧烈咳嗽、排便困难)、吸烟、药物滥用、营养不良、前次妊娠发生早产胎膜早破史、妊娠晚期性生活频繁等。

(2)子宫及胎盘因素:子宫畸形、胎盘早剥、子宫颈功能不全、子宫颈环扎术后、子宫颈锥切术后、子宫颈缩短、先兆早产、子宫过度膨胀(羊水过多、多胎妊娠)、头盆不称、胎位异常(臀位、横位)、绒毛膜羊膜炎、亚临床宫内感染等。

4.心理-社会因素 孕妇突然发生不可自控的阴道流液,可能惊惶失措,担心会影响胎儿及自身的健康,有些孕妇可能开始设想胎膜早破会带来的种种后果,甚至会产生恐惧心理。

三、护理措施

1.脐带脱垂的预防及护理 嘱胎膜早破胎先露未衔接的住院待产妇应绝对卧床,采取左侧卧位,注意抬高臀部,防止脐带脱垂造成胎儿缺氧或宫内窘迫。护理时注意监测胎心变化,进行阴道检查确定有无隐性脐带脱垂,如有脐带先露或脐带脱垂,应在数分钟内结束分娩。

2.严密观察胎儿情况 密切观察胎心率的变化,检测胎动及胎儿宫内安危。定时观察羊水性状、颜色、气味等头先露者,如为混有胎粪的羊水流出,则是胎儿宫内缺氧的表现,应及时给予吸氧等处理。对于<35 孕周的胎膜早破者,应遵医嘱给地塞米松 6 mg 肌内注射(国内常用剂量为 5 mg),每 12 小时一次,共四次,以促胎肺成熟。若孕龄<37 周,已临产,或孕龄达 37 周,如无明确剖宫产指征,则宜在破膜后 2~12 h 积极引产。后尚未临产者,均可按医嘱采取措施,尽快结束分娩。

3.积极预防感染 嘱孕妇保持外阴清洁,每天用苯扎溴铵棉球擦洗会阴部两次,放置吸水性好的消毒会阴垫于外阴,勤换会阴垫,保持清洁干燥,防止上行性感染;严密观察产妇的生命体征,进行白细胞计数,了解是否存在感染;按医嘱一般于胎膜破裂后 12 h 给予抗生素预防感染。

4.用药护理 对于<34 孕周的胎膜早破者,应遵医嘱给予糖皮质激素以促胎肺成熟。按医嘱一般于胎膜破裂后 12 h 给抗生素预防感染。

(1)促胎肺成熟:产前应用糖皮质激素促胎肺成熟能减少新生儿呼吸窘迫综合征(RDS)、颅内出血(IVH)、坏死性小肠结肠炎(NEC)的发生,且不会增加母儿感染的风险。

1)应用指征:<34 周无期待保胎治疗禁忌证者,均应给予糖皮质激素治疗。但孕 26 周前给予糖皮质激素的效果不肯定,建议达孕 26 周后再给予糖皮质激素。≥34 孕周分娩的新生儿中,仍有 5 %以上的新生儿呼吸窘迫综合征 RDS 发生率,鉴于我国当前围产医学状况和最近中华医学会妇产科学分会产科学组制定的早产指南,建议对孕 $34\sim34^{+6}$ 周的未足月胎膜早

破孕妇,依据其个体情况和本地的医疗水平来决定是否给予促胎肺成熟的处理,但如果孕妇合并妊娠期糖尿病,建议进行促胎肺成熟处理。

2)具体用法:地塞米松 6 mg 孕妇肌内注射(国内常用剂量为 5 mg),每 12 小时 1 次,共 4 次,或倍他米松 12 mg 孕妇肌内注射,每天 1 次,共 2 次。给予首剂后,24～48 h 内起效并能持续发挥作用至少 7 d。即使估计不能完成 1 个疗程的孕妇也建议使用,能有一定的作用,但不宜缩短使用间隔时间。孕 32 周前使用了单疗程糖皮质激素治疗,孕妇尚未分娩,在应用一个疗程 2 周后,孕周仍不足 32^{+6} 周,估计短期内终止妊娠者可再次应用 1 个疗程,但总疗程不能超过 2 次。对于糖尿病合并妊娠或妊娠期糖尿病孕妇处理上无特殊,但要注意监测血糖水平,防止血糖过高而引起酮症。

(2)抗生素的应用:导致未足月胎膜早破(PPRDM)的主要原因是感染,多数为亚临床感染,30 %～50 %的未足月胎膜早破羊膜腔内可以找到感染的证据。即使当时没有感染,在期待保胎过程中也因破膜容易发生上行性感染。对于未足月胎膜早破预防性应用抗生素的价值是肯定的,可有效延长 PPROM 的潜伏期,减少绒毛膜羊膜炎的发生率,降低破膜后 48 h 内和 7 d 内的分娩率,降低新生儿感染率以及新生儿头颅超声检查的异常率。具体应用方法:美国 ACOG 推荐的有循证医学证据的有效抗生素,主要为氨苄西林联合红霉素静脉滴注 48 h,其后改为口服阿莫西林联合肠溶红霉素连续 5 d。具体用量为:氨苄西林 2 g＋红霉素 250 mg 每 6 小时 1 次静脉点滴 48 h;阿莫西林 250 mg 联合肠溶红霉素 333 mg 每 8 小时 1 次口服连续 5 d。青霉素过敏的孕妇,可单独口服红霉素 10 d。应避免使用氨苄西林＋克拉维酸钾类抗生素,因其有增加新生儿发生坏死性小肠结肠炎的风险。但由于我国抗生素耐药非常严重,在参考美国 ACOG 推荐的抗生素方案的前提下要依据个体情况选择用药和方案。

(3)宫缩抑制剂的使用:胎膜早破发生后会出现不同程度的宫缩,胎膜早破引起的宫缩多与亚临床感染诱发前列腺素大量合成及分泌有关,如果有规律宫缩,建议应用宫缩抑制剂 48 h,完成糖皮质激素促胎肺成熟的处理,减少新生儿呼吸窘迫综合征的发生,或及时转诊至有新生儿监护病房的医院,完成上述处理后,如果仍有规律宫缩应重新评估绒毛膜羊膜炎和胎盘早剥的风险,如有明确感染或已经进入产程不宜再继续保胎,临产者应用宫缩抑制剂不能延长孕周,此外,长时间使用宫缩抑制剂对于胎膜早破者不利于母儿结局。

常用的宫缩抑制剂有 β 受体兴奋剂、前列腺素合成酶抑制剂、钙离子拮抗剂、缩宫素受体拮抗剂等。个体化选择宫缩抑制剂,同时应注意对孕妇及胎儿带来的不良反应。

(4)硫酸镁的使用:随机对照研究提示,孕 32 周前有分娩风险孕妇应用硫酸镁,可以降低存活儿的脑瘫率。所以,对于孕周小于 32 周的未足月胎膜早破孕妇,有随时分娩风险者可考虑应用硫酸镁保护胎儿神经系统,但无统一方案,遵医嘱给药。

5.心理护理　引导孕产妇积极参与护理过程,缓解焦虑、紧张、恐惧等不良情绪,积极面对胎膜早破可能带来的母儿危害,配合医护人员治疗护理。

四、健康教育

为孕妇讲解胎膜早破的影响,使孕妇重视妊娠期卫生保健并积极参与产前保健指导活动;嘱孕妇妊娠期注意个人卫生;避免负重及腹部受碰撞;宫颈内口松弛者,应卧床休息,并遵医嘱于妊娠 14～16 周行宫颈环扎术。同时注意指导其补充足量的维生素及钙、锌、铜等元素。

五、注意事项

注意早期感染征象的识别及感染检测；防止运送过程中脐带脱垂；维持已脱垂脐带血液循环。

第五节　前置胎盘的护理

一、概述

1. 定义及发病率　正常妊娠时胎盘附着于子宫体部的前壁、后壁或侧壁。妊娠 28 周后，若胎盘附着于子宫下段、下缘达到或覆盖宫颈内口，位置低于胎先露部，称为前置胎盘。前置胎盘是妊娠晚期严重并发症之一，也是妊娠晚期阴道流血最常见的原因。其发病率国外报道 0.5 %，国内报道前置胎盘发生率为 0.24 %～1.57 %。按胎盘边缘与宫颈内口的关系，将前置胎盘分为 4 种类型：完全性前置胎盘、部分性前置胎盘、边缘性前置胎盘、低置胎盘。妊娠中期超声检查发现胎盘接近或覆盖宫颈内口时，称为胎盘前置状态。

2. 主要发病机制　由于人工流产、多胎妊娠、经产妇等原因，胎盘需要扩大面积吸取营养以供胎儿需求的胎盘面积扩大导致的前置胎盘以及孕卵着床部位下移导致胎盘前置。

3. 处理原则　抑制宫缩、止血、纠正贫血和预防感染。根据阴道流血量、有无休克、妊娠周数、产次、胎位、胎儿是否存活、是否临产及前置胎盘类型等综合作出决定。凶险性前置胎盘处理，应当在有条件的医院。

二、护理评估

1. 健康史　除个人健康史外，在孕产史中尤其注意识别有无剖宫产术、人工流产术及子宫内膜炎等前置胎盘的易发因素；此外，妊娠经过中特别孕 28 周后，是否出现无痛性、无诱因、反复阴道流血症状，并详细记录具体经过及医疗处理情况。

2. 生理状况

（1）症状：典型症状为妊娠晚期或临产时，发生无诱因、无痛性反复阴道流血。初次出血量一般不多，剥离处血液凝固后，出血停止；也有初次即发生致命性大出血而导致休克。阴道流血发生孕周迟早、反复发生次数、出血量多少与前置胎盘类型有关。

（2）体征：患者一般情况与出血量有关，大量出血呈现面色苍白、脉搏增快微弱、血压下降等休克表现。腹部检查：子宫软，无压痛，大小与妊娠周数相符。由于子宫下段有胎盘占据，影响先露入盆，故胎先露高浮，常并发胎位异常。反复出血或一次出血量过多可使胎儿宫内缺氧，严重者胎死宫内。当前置胎盘附着于子宫前壁时，可在耻骨联合上方闻及胎盘杂音。临产时检查见宫缩为阵发性，间歇期子宫完全松弛。

（3）辅助检查

1）超声检查：推荐使用经阴道超声进行检查。其准确性明显高于经腹超声，并具有安全性。当胎盘边缘未达到宫颈内口，测量胎盘边缘距宫颈内口的距离；当胎盘边缘覆盖了宫颈内口，测量超过宫颈内口的距离，精确到毫米。

2）MRI 检查：有条件的医院，怀疑合并胎盘植入者，可选择 MRI 检查。与经阴道超声检查相比,MRI 对胎盘定位无明显优势。

3. 高危因素　前置胎盘的高危因素包括流产史、宫腔操作史、产褥期感染史、高龄、剖宫产史;吸烟;双胎妊娠;妊娠 28 周前超声检查提示胎盘前置状态等。

4. 心理-社会因素　患者的一般情况与出血量的多少密切相关。大量出血时可见面色苍白、脉搏细速、血压下降等休克症状。孕妇及其家属可因突然阴道流血而感到恐惧或焦虑,既担心孕妇的健康,更担心胎儿的安危,可能显得恐慌、紧张、手足无措等。

三、护理措施

1. 一般护理

(1)保证休息,减少刺激:孕妇需住院观察,阴道流血期间绝对卧床休息,尤以左侧卧位为佳,血止后可适当活动。并定时间断吸氧,每天 3 次,每次 1 小时,以提高胎儿血氧供应。此外,还需避免各种刺激,以减少出血机会。医护人员进行腹部检查时动作要轻柔,禁做阴道检查及肛查。

(2)检测生命体征,及时发现病情变化:严密观察并记录孕妇生命体征,阴道流血的量、色、流血时间及一般状况,监测胎儿宫内状态,按医嘱及时完成实验室检查项目,并交叉配血备用。发现异常及时报告医师并配合处理。

2. 症状护理

(1)纠正贫血:除口服硫酸亚铁、输血等措施外,还应加强饮食营养指导,建议孕妇多食高蛋白以及含铁丰富的食物,如动物肝脏、绿叶蔬菜以及豆类等。一方面有助于纠正贫血,另一方面还可增强机体抵抗力,同时也促进胎儿发育。

(2)预防产后出血和感染:产妇回病房休息时,严密观察产妇的生命体征及阴道流血情况,发现异常,及时报告医师处理,以防止或减少产后出血。

及时更换会阴垫,以保持会阴部清洁、干燥。

胎儿娩出后,及早使用宫缩剂,以预防产后大出血;对新生儿严格按照高危儿护理。

(3)紧急转运:如患者阴道流血多,怀疑凶险性前置胎盘,本地无医疗条件处理,应建立静脉通道,输血输液,止血,抑制宫缩,由有经验的医师护送,迅速转诊到上级医疗机构。

3. 用药护理　在期待治疗过程中,常伴发早产。对于有早产风险的患者,可酌情给予宫缩抑制剂,防止因宫缩引起的进一步出血,赢得促胎肺成熟的时间。常用药物有硫酸镁、β-受体激动剂、钙通道阻滞剂、非甾体类抗感染药、缩宫素受体抑制剂等。

在使用宫缩抑制剂的过程中,仍有阴道大出血的风险,应做好随时剖宫产手术的准备。值得注意的是,宫缩抑制剂与肌松剂有协同作用,可加重肌松剂的神经肌肉阻滞作用,增加产后出血的风险。

糖皮质激素的使用:若妊娠<34 周,应促胎肺成熟。

除口服硫酸亚铁、输血等措施外,还应加强饮食营养指导,建议孕妇多食高蛋白以及含铁丰富的食物,如动物肝脏、绿叶蔬菜以及豆类等。一方面有助于纠正贫血,另一方面还可增强机体抵抗力,同时也促进胎儿发育。

4. 心理护理　帮助孕妇了解前置胎盘发病机制、症状体征辅助检查内容,引导孕妇能以最佳身心状态接受手术及分娩的过程。

四、健康指导

护士应加强对孕妇的管理和宣教。指导围孕期妇女避免吸烟、酗酒、吸食毒品等不良行为，避免多次刮宫、引产或宫内感染，防止多产，减少子宫内膜损伤或子宫内膜炎，加强孕期管理，按时产前检查及正确的孕期指导，早期诊断，及时处理。对妊娠期出血，无论量多少，均应就医，做到及时诊断，正确处理。

五、注意事项

1.绝对卧床休息，止血后方可轻微活动。

2.避免进行增加腹压的活动，如用力排便、频繁咳嗽、下蹲等，避免用手刺激腹部，变换体位时动作要轻缓。

3.禁止性生活、阴道检查及肛查。

4.备血，做好处理产后出血和抢救新生儿的准备。

5.长期卧床者应加强营养，适当肢体活动，给予下肢按摩，定时排便，深呼吸练习等，防止并发症的发生。

第六节　胎盘早剥的护理

一、概述

1.定义及发病率　妊娠 20 周后或分娩期，正常位置的胎盘在胎儿娩出前，部分或全部从宫壁剥离，称为胎盘早剥。发病率在国外为 1 ‰～2 ‰，国内为 0.46 ‰～2.1 ‰，属于晚期妊娠并发症，起病急，发展快，若处理不及时，可危及母儿生命。

2.主要发病机制　尚不清楚，可能与以下因素有关：

(1)孕妇血管病变，导致蜕膜静脉床瘀血或破裂，形成胎盘后血肿而致部分或全部胎盘剥离。

(2)宫腔压力骤减，导致胎盘与宫壁发生错位而剥离。

(3)机械性因素：外伤、脐带过短等引起胎盘后血肿导致胎盘剥离。

(4)滥用可卡因、孕妇代谢异常、血栓形成等其他原因导致的胎盘剥离。

3.治疗原则　根据孕周、早剥的严重程度、有无并发症、宫口开大情况、胎儿宫内状况等决定。包括纠正休克；监测胎儿宫内情况；阴道分娩或剖宫产终止妊娠；保守治疗；处理产后出血及 DIC 等严重并发症。

二、护理评估

1.健康史　本次妊娠经过、孕产史、家族史等。

2.生理状况

(1)症状：轻型胎盘早剥症状不明显，典型症状是阴道出血、腹痛、子宫收缩和子宫压痛。出血特征为陈旧性不凝血。绝大多数发生在孕 34 周以后。往往是胎盘早剥的严重程度与阴道出血量不相符。后壁胎盘的隐性剥离多表现为腰背部疼痛，子宫压痛可不明显。部分胎盘早剥伴有宫缩,但宫缩频率高、幅度低,间歇期也不能完全放松。

(2)体征:常常是胎心率首先发生变化,宫缩后子宫弛缓欠佳。触诊时子宫张力增大,宫底增高,严重时子宫呈板状,腹部肌紧张,压痛明显,胎位触及不清;胎心率改变或消失。

(3)辅助检查:

1)超声检查:超声检查不是诊断胎盘早剥的敏感手段,准确率在 25 % 左右。超声检查无异常发现也不能排除胎盘早剥,但可用于前置胎盘的鉴别诊断及保守治疗的病情监测。

2)胎心监护:胎心监护用于判断胎儿的宫内状况,胎盘早剥时可出现胎心监护的基线变异消失、变异减速、晚期减速、正弦波形及胎心率缓慢等。

3)实验室检查:主要监测产妇的贫血程度、凝血功能、肝肾功能及电解质等。进行凝血功能检测和纤溶系统确诊试验,以便及时发现 DIC。

3. 高危因素　胎盘早剥的高危因素包括产妇有血管病变、机械因素、子宫静脉压升高、高龄多产、外伤及接受辅助生育技术助孕等。

4. 心理-社会因素　胎盘早剥孕妇发生内出血时,严重者常表现为急性贫血和休克症状,而无阴道流血或有少量阴道流血。因此,对胎盘早剥孕妇除进行阴道流血的量、色评估外,应重点评估腹痛的程度、性质,孕妇的生命体征和一般情况,以及时、正确地了解孕妇的身体状况。胎盘早剥孕妇入院时情况危急,孕妇及其家属常常感到高度紧张和恐惧。

三、护理措施

1. 一般护理　实时观测生命体征变化;产科检查通过四步触诊判定胎方位,注意监护胎心情况、宫高变化、腹部压痛范围和程度、阴道流血等。

2. 症状护理

(1)患者入院时,情况危重,处于休克状态,应积极补充血容量,及时输入新鲜血液,尽快改善患者状况。胎盘早剥一旦确诊,必须及时终止妊娠。终止妊娠的方法根据胎次、早剥的严重程度、胎儿宫内状况及宫口开大等情况而定。此外,对并发症如凝血功能障碍、产后出血和急性肾衰竭等进行处理。

(2)严密观察病情变化,及时发现并发症。凝血功能障碍表现为皮下、黏膜或注射部位出血,子宫出血不凝,有时有尿血、咯血及呕血等现象;急性肾衰竭可表现为尿少或无尿。护士应高度重视上述症状,一旦发现,及时报告医师并配合处理。

(3)对于有外伤史的产妇或疑有胎盘早剥时,应至少行 4 h 的胎心监护,以早期发现胎盘早剥。

3. 用药护理

(1)对于孕 32～34 周 0～Ⅰ级胎盘早剥者,可予以保守治疗。孕 34 周以前者需给予皮质类固醇激素促胎肺成熟。

(2)纠正休克,改善患者一般情况。护士应迅速开放静脉,积极补充血容量,及时输入新鲜血,既能补充血容量,又可补充凝血因子。同时密切监测胎儿状态。

(3)由于凝血功能障碍及子宫收缩乏力,胎盘早剥患者常发生产后出血。应给予促宫缩药物,针对性补充血制品。

4. 心理护理　胎盘早剥孕妇入院时情况危急,注意产妇及家人的情绪变化,及时予以疏导,对产妇及家人讲解各种治疗过程取得配合。

四、健康指导

患者在产褥期应注意加强营养,纠正贫血。更换消毒会阴垫,保持会阴清洁,防止感染。根据孕妇身体情况给予母乳喂养指导。死产者及时给予退乳措施,可在分娩后 24 小时内尽早服用大剂量雌激素,同时紧束双乳,少进汤类;水煎生麦芽当茶饮;针刺足临泣、悬钟等穴位等。

五、注意事项

注意非典型胎盘早剥症状体征观察,早发现、早治疗、及时终止妊娠。

为终止妊娠作好准备。一旦确诊,应及时终止妊娠,依孕妇病情轻重、胎儿宫内状况、产程进展、胎产式等具体状态决定分娩方式,护士需为此做好相应的准备。

第七节 羊水异常的护理

一、概述

1. 定义及发病率

(1)羊水过多:妊娠期间羊水量超过 2000 mL 者,称为羊水过多。羊水的外观和性状与正常无异样,多数孕妇羊水增多缓慢,在较长时间内形成,称为慢性羊水过多;少数孕妇可在数天内羊水急剧增加,称为急性羊水过多。其发生率约为 0.5 %～1 %。

(2)妊娠晚期羊水量少于 300 mL,称为羊水过少。羊水过少的发病率为 0.4 %～4 %。羊水过少,严重影响胎儿预后,羊水量少于 50 mL,围生儿的死亡率也高达 88 %。

2. 主要发病机制 胎儿畸形羊水循环障碍,多胎妊娠血压循环量增加胎儿尿量增加,胎盘病变、妊娠合并症等导致羊水过多或过少。

3. 治疗原则 取决于胎儿有无畸形、孕周大小及孕妇自觉症状的严重程度,羊水过多时,在分娩期应警惕脐带脱垂和胎盘早剥的发生。

二、护理评估

1. 健康史 详细询问病史,了解孕妇年龄、有无妊娠合并症、有无先天畸形家族史及生育史羊水过少,同时了解孕妇自觉胎动情况。

2. 生理状况

(1)症状体征

1)羊水过多:①急性羊水过多:较少见。多发生于妊娠 20～24 周,由于羊水量急剧增多,在数天内子宫急剧增大,横膈上抬,患者出现呼吸困难,不能平卧,甚至出现发绀,孕妇表情痛苦,腹部因张力过大而感到疼痛,食量减少。由于胀大的子宫压迫下腔静脉,影响静脉回流,导致孕妇下肢及外阴部水肿、静脉曲张;②慢性羊水过多:较多见。多发生于妊娠晚期,羊水可在数周内逐渐增多,多数孕妇能适应,常在产前检查时发现。孕妇子宫大于妊娠月份,腹部膨隆,腹壁皮肤发亮、变薄,触诊时感到皮肤张力大,胎位不清,胎心遥远或听不到。羊水过多,孕妇容易并发妊娠期高血压疾病、胎位不正、早产等。患者破膜后因子宫骤然缩小,可以引起胎盘早剥。产后因子宫过大,可引起子宫收缩乏力而致产后出血。

2)羊水过少:孕妇于胎动时感觉腹痛,检查时发现宫高、腹围小于同期正常妊娠孕妇,子宫的敏感度较高,轻微的刺激即可引起宫缩,临产后阵痛剧烈,宫缩不协调,宫口扩张缓慢,产程延长。羊水过少,若发生在妊娠早期,可以导致胎膜与胎体相连;若发生妊娠中、晚期,子宫周围压力容易对胎儿产生影响,造成胎儿斜颈、曲背、手足畸形等异常。

(2)辅助检查

1)B超:测量单一最大羊水暗区垂直深度(AFV)≥8 cm 即可诊断为羊水过多,其中,若用羊水指数法,羊水指数(AFI)≥25 cm 为羊水过多。测量单一最大羊水暗区垂直深度≤2 cm即可考虑为羊水过少;≤1 cm 为严重羊水过少;若用羊水指数法,AFI≤5.0 cm 诊断为羊水过少;<8.0 cm 应警惕羊水过少的可能。除羊水测量外,B超还可判断胎儿有无畸形,羊水与胎儿的交界情况等。

2)神经管缺陷胎儿的检测:此类胎儿可做羊水及母血甲胎蛋白(AFP)测定。若为神经管缺陷胎儿,羊水中的甲胎蛋白均值超过正常妊娠平均值 3 个标准差以上有助于诊断。

3)电子胎儿监护:可出现胎心变异减速和晚期减速。

4)胎儿染色体检查:需排除胎儿染色体异常时,可做羊水细胞培养,或采集胎儿脐带血细胞培养,做染色体核型分析,荧光定量 PCR 法快速诊断。

5)羊膜囊造影:用以了解胎儿有无消化道畸形,但应注意造影剂对胎儿有一定损害,还可能引起胎儿早产和宫腔内感染,应慎用。

(3)高危因素:胎儿畸形、胎盘功能减退、羊膜病变、双胎、母胎血型不合、糖尿病、母体妊娠期高血压疾病可能导致的胎盘血流减少等。

(4)心理-社会因素:孕妇及家属因担心胎儿可能会有某种畸形,会感到紧张、焦虑、不安,甚至产生恐惧心理。

三、护理措施

1.一般护理　向孕妇及其家属介绍羊水过多或过少的原因及注意事项。包括指导孕妇摄取低钠饮食,防止便秘;减少增加腹部压力的活动以防胎膜早破。改善胎盘血液供应;自觉胎动监测;出生后的胎儿应认真全面评估,识别畸形。

2.症状护理　观察孕妇的生命体征,定期测量宫高、腹围和体重,判断病情进展,并及时发现并发症。观察胎心、胎动及宫缩,及早发现胎儿宫内窘迫及早产的征象。羊水过多时,人工破膜应密切观察胎心和宫缩,及时发现胎盘早剥和脐带脱垂的征象,产后应密切观察子宫收缩及阴道流血情况,防止产后出血。发生羊水过少时,严格 B 超监测羊水量。并注意观察有无胎儿畸形。

3.孕产期处理

(1)羊水过多:腹腔穿刺放羊水时,应防止速度过快、量过多,一次放羊水量不超过1500 mL,放羊水后腹部放置沙袋或加腹带包扎以防血压骤降发生休克。腹腔穿刺放羊水注意无菌操作,防止发生感染,同时按医嘱给予抗感染药物。

(2)羊水过少合并有过期妊娠、胎儿生长受限等需及时终止妊娠者,应遵医嘱做好阴道助产或剖宫产的准备。若羊水过少合并胎膜早破或者产程中发现羊水过少,需遵医嘱进行预防性羊膜腔灌注治疗者,应注意严格无菌操作,防止发生感染,同时按医嘱给予抗感染药物。有国外文献报道羊膜腔输液的治疗方法不降低剖宫产和新生儿窒息的发生率,反而可能增加胎粪吸入综合征的发生率,此项治疗手段现已较少应用。

4. 心理护理　让孕妇及家人了解羊水过多或过少的发生发展过程,正确面对羊水过多或过少可能给胎儿带来的不良结局,引导孕产妇减少焦虑,主动配合参与治疗护理过程。

四、健康指导

羊水过多或过少胎儿正常者,母婴健康平安,做好正常分娩及产后的健康指导;羊水过多或过少合并胎儿畸形者,积极进行健康宣教,引导孕产妇正确面对,终止妊娠,顺利度过产褥期。

五、注意事项

腹腔穿刺放羊水时严格操作注意事项;严密观察羊水量、性质、病情等变化。

第八节　多胎妊娠的护理

一、概述

1. 定义及发病率　一次妊娠宫腔内同时有两个或两个以上的胎儿时称为多胎妊娠,以双胎妊娠为多见。随着辅助生殖技术广泛开展,多胎妊娠发生率明显增高。

2. 类型特点　由一个卵子受精后分裂而形成的单卵双胎妊娠和由两个卵子分别受精而形成的双卵双胎妊娠,双卵双胎约占双胎妊娠的 70 %,两个卵子可来源于同一成熟卵泡或两侧卵巢的成熟卵泡。

3. 治疗原则

(1)妊娠期:及早诊断出双胎妊娠者并确定羊膜绒毛性,增加其产前检查次数,注意休息,加强营养,注意预防贫血、妊娠期高血压疾病的发生,防止早产、羊水过多、产前出血等。

(2)分娩期:观察产程和胎心变化,如发现有宫缩乏力或产程延长,应及时处理。第一个胎儿娩出后,应立即断脐,助手扶正第二个胎儿的胎位,使保持纵产式,等待 15～20 min 后,第二个胎儿自然娩出。如等待 15 min 仍无宫缩,则可人工破膜或静脉滴注催产素促进宫缩。如发现有脐带脱垂或怀疑胎盘早剥时,即手术助产。如第一个胎儿为臀位,第二个胎儿为头位,应注意防止胎头交锁导致难产。

(3)产褥期:第二个胎儿娩出后,应立即肌注或静滴催产素,腹部放置沙袋,防止腹压骤降引起休克,同时预防发生产后出血。

二、护理评估

1. 健康史　本次妊娠双胎羊膜绒毛膜性,孕妇的早孕反应程度,食欲、呼吸情况,以及下肢水肿、静脉曲张程度。

2. 生理状况

(1)孕妇的并发症:妊娠期高血压疾病、妊娠期肝内胆汁瘀积症、贫血、羊水过多、胎膜早破、宫缩乏力、胎盘早剥、产后出血、流产等。

（2）围产儿并发症：早产、脐带异常、胎头交锁、胎头碰撞、胎儿畸形以及单绒毛膜双胎特有的并发症，如双胎输血综合征、选择性生长受限、一胎无心畸形等；极高危的单绒毛膜单羊膜囊双胎，由于两个胎儿共用一个羊膜腔，两胎儿间无羊膜分隔，因脐带缠绕和打结而发生宫内意外可能性较大。

（3）辅助检查

1）B超检查：可以早期诊断双胎、畸胎，能提高双胎妊娠的孕期监护质量。在妊娠6～9周，可通过孕囊数目判断绒毛膜性；妊娠10～14周，可以通过双胎间的羊膜与胎盘交界的形态判断绒毛膜性。单绒毛膜双胎羊膜分隔与胎盘呈"T"征，而双绒毛膜双胎胎膜融合处夹有胎盘组织，所以胎盘融合处表现为"双胎峰"（或"λ"征）。

妊娠18～24周最晚不要超过26周，对双胎妊娠进行超声结构筛查。双胎容易因胎儿体位的关系影响结构筛查质量，有条件的医院可根据孕周分次进行包括胎儿心脏在内的结构筛查。

2）血清学筛查：唐氏综合征在单胎与双胎妊娠孕中期血清学筛查的检出率分别为60％～70％和45％，其假阳性率分别为5％和10％。由于双胎妊娠筛查检出率较低，而且假阳性率较高，目前并不推荐单独使用血清学指标进行双胎的非整倍体筛查。

3）有创性产前诊断：双胎妊娠有创性产前诊断操作带来的胎儿丢失率要高于单胎妊娠，以及后续的处理如选择性减胎等，建议转诊至有能力进行宫内干预的产前诊断中心进行。

3. 高危因素　出现妊娠期高血压疾病、妊娠肝内胆汁瘀积症、贫血、羊水过多、胎膜早破、宫缩乏力、胎盘早剥、产后出血、流产等多种并发症。

4. 心理-社会因素　双胎妊娠的孕妇在孕期必须适应两次角色转变，首先是接受妊娠，其次当被告知是双胎妊娠时，必须适应第二次角色转变，即成为两个孩子的母亲；双胎妊娠属于高危妊娠，孕妇既兴奋，又常常担心母儿的安危，尤其是担心胎儿的存活率。

三、护理措施

1. 一般护理

（1）增加产前检查的次数，每次监测宫高、腹围和体重。

（2）注意休息；卧床时最好取左侧卧位，增加子宫、胎盘的血供，减少早产的机会。

（3）加强营养，尤其是注意补充铁、钙、叶酸等，以满足妊娠的需要。

2. 症状护理　双胎妊娠孕妇胃区受压致胃纳差、食欲减退，因此应鼓励孕妇少量多餐，满足孕期需要，必要时给予饮食指导，如增加铁、叶酸、维生素的供给。因双胎妊娠的孕妇腰背部疼痛症状较明显，应注意休息，可指导其做骨盆倾斜运动，局部热敷也可缓解症状。采取措施预防静脉曲张的发生。

3. 用药护理　双胎妊娠可能出现妊娠期高血压疾病、妊娠肝内胆汁瘀积症、贫血、羊水过多、胎膜早破、胎盘早剥等多种并发症，按相应用药情况护理。

4. 分娩期护理

（1）阴道分娩时，严密观察产程进展和胎心率变化，及时处理问题。

（2）防止第二胎儿胎位异常、胎盘早剥；防止产后出血的发生；产后腹部加压防止腹压骤降引起的休克。

（3）如行剖宫产需要配合医师做好剖宫产术前准备和产后双胎新生儿护理准备；如系早产，产后应加强对早产儿的观察和护理。

5. 心理护理　帮助双胎妊娠的孕妇完成两次角色转变，接受成为两个孩子母亲的事实。告知双胎妊娠虽属于高危妊娠，但孕妇不必过分担心母儿的安危，说明保持心情愉快、积极配合治疗的重要性，指导家属准备双份新生儿用物。

四、健康指导

护士应指导孕妇注意休息，加强营养，注意阴道流血量和子宫复旧情况，防止产后出血。并指导产妇正确进行母乳喂养，选择有效的避孕措施。

五、注意事项

合理营养，注意补充铁剂防止妊娠期贫血，妊娠晚期特别注意避免疲劳，加强休息，预防早产和分娩期并发症。

第二章　眼科疾病护理

第一节　结膜病的护理

一、急性细菌性结膜炎

（一）致病因素

急性卡他性结膜炎常见的致病菌有科-威（Koch Weeks）杆菌、葡萄球菌、肺炎双球菌和溶血性链球菌等。通过直接或间接接触感染眼部，淋球菌性结膜炎由淋球菌感染引起，起病急，来势猛，系新生儿通过患有淋病性阴道炎的母亲产道时感染所致。

（二）临床表现

1. 症状　异物感、灼热感、发痒、畏光、假膜、流泪，无视力影响。
2. 体征　急性细菌性结膜炎有结膜充血、水肿，眼部有较多的浆液性、黏液性或脓性分泌物，上下睫毛常被粘住，睁眼困难，尤其淋球菌性结膜炎患者脓性分泌物不断从睑裂溢出，故称"脓漏眼"。

（三）心理-社会状况

急性细菌性结膜炎起病急，多数患者因结膜高度充血、水肿和分泌物多影响其外观而产生焦虑心理。

（四）护理诊断及医护合作性问题

1. 舒适改变　眼痛、异物感、灼热感等与结膜急性炎症有关。
2. 知识缺乏　缺乏细菌性结膜炎预防和治疗的相关知识。
3. 焦虑　与疾病及担心预后有关。
4. 潜在并发症　细菌性角膜溃疡。

（五）治疗要点

1. 冲洗结膜囊。
2. 局部或全身使用抗生素。
3. 防止交叉感染。

（六）护理措施

1. 治疗与用药护理

（1）遵医嘱进行结膜囊冲洗，常用的冲洗液有 0.9 ％生理盐水、3 ％硼酸液。淋球菌性结膜炎可用 1：5000 U 青霉素液冲洗，冲洗前应做皮试。

（2）指导患者按医嘱频滴抗生素眼液，常用的眼药水有 0.3 ％氧氟沙星眼液、0.3 ％庆大霉素眼液、0.25 ％氯霉素眼液等。

（3）患眼禁忌包盖或热敷，因为包盖或热敷可以增加结膜囊的温度和湿度，更有利于细菌的繁殖，加重病情。

（4）患者用过的医疗器械应严格消毒，直接接触患者的医护人员必须洗手消毒，避免交叉感染。

2.心理护理 向患者解释细菌性结膜炎的特点,缓解患者焦虑心理,使患者积极配合治疗。

3.健康指导

(1)指导患者合理饮食,忌辛辣、烟、酒,养成良好的卫生习惯,提倡一人一巾一盆。

(2)勤洗手,勤洗脸,不用脏手摸眼。患病期间所用眼药水应一眼一瓶,从而避免双眼交叉感染。不能与家人特别是孩子过分亲密,避免传染。

(3)患病期间应居家休息,隔离治疗,避免进入公共场所,加强公共卫生管理及宣传教育。

二、病毒性结膜炎

病毒性结膜炎是一种常见的急性传染性眼病,可由多种病毒引起,传染力强,临床上最常见的是流行性角结膜炎和流行性出血性结膜炎。多双眼发病,好发于夏秋季节。

(一)致病因素

流行性角结膜炎由腺病毒 8 型、19 型、29 型及 37 型所引起;流行性出血性结膜炎多由 70 型肠道病毒引起,主要为接触传染。流行性角结膜炎潜伏期多为 5~7 d;流行性出血性结膜炎常在接触病原体 18~48 h 发病。

(二)临床表现

1.症状 自觉眼部疼痛、异物感、畏光、流泪。

2.体征 检查见眼睑肿胀,结膜明显充血,球结膜下可有点、片状出血,角膜染色可见点状上皮脱落,分泌物呈水样,耳前淋巴结肿大并压痛。

(三)心理-社会状况

患者因眼痛、结膜下出血等症状而出现紧张、焦虑心理,被隔离后有很强的孤独感。

(四)护理诊断及医护合作性问题

1.舒适改变 异物感、眼痛、畏光、流泪等与病毒感染有关。

2.有传播感染的危险 与眼分泌物具有传染性有关。

3.知识缺乏 缺乏病毒性结膜炎相关的防治知识。

4.潜在并发症 点状角膜炎。

(五)治疗要点

局部使用抗病毒眼液点眼。如合并细菌感染,可联合使用抗生素眼液点眼。

(六)护理措施

1.治疗与用药护理

(1)生理盐水冲洗结膜囊,局部冷敷可减轻症状,注意消毒隔离。

(2)遵医嘱使用抗病毒滴眼液滴眼,如 0.1％阿昔洛韦、0.1％利巴韦林眼药水,合并细菌感染联合使用抗生素眼液。

(3)眼痛、畏光、流泪等症状加重时,注意有无角膜炎发生。

2.心理护理 向患者解释消毒隔离的重要性,解除患者顾虑,取得患者治疗配合。

3.健康宣教

(1)病毒性结膜炎是高度接触传染的疾病,为避免交叉感染,尽量不到人多的地方。

(2)去除眼部分泌物且不宜包盖患眼,不用可能污染的滴眼液。

三、沙眼

沙眼是由沙眼衣原体引起的一种慢性传染性结膜角膜炎,因在其睑结膜表面形成粗糙不平状似沙粒的外观,故名沙眼。可发生于任何人群,是致盲性眼病之一。

（一）致病因素

是由沙眼衣原体感染所形成的慢性传染性结膜、角膜炎症,该病主要通过直接接触眼分泌物或污染物而感染,主要发生在青少年和儿童,潜伏期 5～14 d,经过 1～2 个月急性期之后进入慢性期,可迁延数年至数十年不愈。

（二）临床表现

1. 症状　急性期有异物感、干痒感、畏光、流泪及少量黏性分泌物,慢性期症状不明显。

2. 体征　检查可见上睑结膜及上穹窿部结膜充血、血管模糊,乳头增生和滤泡形成,慢性期可见角膜血管翳、结膜瘢痕、病变累及瞳孔区角膜,可严重影响视力,甚至失明。结膜刮片可找到沙眼包涵体。

3. 后遗症与并发症　如睑内翻、倒睫、角膜溃疡、睑球粘连、眼干燥症及慢性泪囊炎等。

（三）心理-社会状况

沙眼早期,患者因症状轻不重视治疗;部分患者因病程长、易反复而丧失治疗信心;晚期因并发症导致视力下降的患者,容易产生悲观、失望的心理。

（四）护理诊断及医护合作性问题

1. 舒适改变　眼干涩、痒、异物感与长期慢性炎症有关。

2. 感知紊乱　视物模糊与沙眼并发症有关。

3. 知识缺乏　缺乏沙眼相关的防治知识。

（五）治疗要点

主要以局部抗感染治疗为主,机械治疗为辅。局部点抗生素眼液,夜间涂抗生素眼膏,症状严重者辅以机械治疗。

（六）护理措施

1. 治疗与用药护理

(1)局部治疗 0.1 ％利福平滴眼液、0.3 ％氧氟沙星滴眼液,每日 4～6 次,晚上涂红霉素、四环素眼膏,坚持用药 1～3 个月,重症需要用药半年以上。

(2)全身治疗急性沙眼或严重的沙眼,可口服阿奇霉素、多西环素(强力霉素)、红霉素和螺旋霉素等。

(3)对滤泡较多者,遵医嘱行沙眼滤泡挤压术,乳头较多者,行乳头摩擦术。

2. 心理护理　多与患者沟通、交谈,讲解各项治疗的目的,使患者积极配合医生的治疗。

3. 健康宣教

(1)告知患者沙眼的危害性,早治疗、坚持治疗,减少并发症发生。

(2)培养良好的卫生习惯,提倡流水洗脸,不与他人共用毛巾、脸盆,定期对患者使用的脸盆、毛巾用开水烫或煮沸消毒。加强卫生宣传教育,改善生活环境。

四、变应性结膜炎

变应性结膜炎又称变态反应性结膜炎,是结膜对变应原发生的一种超敏反应,常见春季结膜炎及泡性结膜炎两类。

（一）致病因素

春季结膜炎病因不确定，可能是Ⅰ、Ⅳ型超敏反应共同作用的结果。过敏原可能为花粉、动物羽毛及微生物等，20岁以下青春前期的儿童和青少年男性多见。泡性结膜炎多认为是对微生物蛋白质的变态反应，如结核杆菌、葡萄球菌等，多见于营养不良、体质虚弱的儿童。

（二）临床表现

1. 春季结膜炎　症状为眼部奇痒、异物感、畏光、流泪，分泌物呈黏丝状。检查见：①睑结膜型，上睑结膜见如铺路石样的硬而扁平的肥大乳头；②角膜缘型，角膜缘充血、结节，呈黄褐色胶样增生；③混合型，同时出现上述两种表现。

2. 泡性角结膜炎　症状为异物感，角膜受侵犯时有疼痛、畏光、流泪及眼睑痉挛等。检查可在睑裂部球结膜或角膜缘见一个或多个灰白色结节，周围结膜局限性充血。

（三）心理-社会状况

疾病呈季节性的反复发作而影响患者的学习、工作和生活，患者容易产生焦虑和烦躁心理。

（四）护理诊断及医护合作性问题

1. 舒适改变　痒、异物感、灼热感与结膜变态反应有关。

2. 知识缺乏　缺乏变应性结膜炎的相关防治知识。

3. 潜在并发症　青光眼、白内障。

（五）治疗要点

主要以病因治疗、局部应用糖皮质激素治疗为主，同时应用抗过敏药物治疗。加强营养，增强体质，适量补充维生素。

（六）护理措施

1. 治疗与用药护理

（1）遵医嘱春季结膜炎患者，应用2%～4%色甘酸钠滴眼液，每日3～4次；症状重者，可短时间应用0.1%地塞米松滴眼液，症状缓解后，逐渐减量至停止应用；泡性角结膜炎患者，应用0.5%可的松滴眼液，每日3～4次。

（2）合并感染时，联合应用抗生素眼药。

（3）增强体质，加强营养，补充维生素、钙剂。

2. 健康指导

（1）减少与过敏原的接触，保持空气流畅。

（2）患者外出配戴有色眼镜，减少与光线、花粉的接触。

（3）春季结膜炎是自限性疾病，长期应用糖皮质激素，应警惕糖皮质激素性青光眼的发生，注意观察眼痛、头痛和眼压变化。

五、翼状胬肉

翼状胬肉是睑裂部的球结膜及结膜下组织慢性炎症性病变，呈三角形，形似翼状。通常双眼患病，多见于鼻侧。

（一）致病因素

具体病因不清，可能与紫外线照射、烟尘、风沙等刺激有关。

（二）临床表现

1.症状 小的胬肉无明显症状,胬肉充血时可有异物感。

2.体征 检查可见睑裂部一尖端指向角膜的呈角形肥厚的球结膜组织,胬肉的尖端称头部,角膜缘处为颈部,球结膜部分称为体部。静止性胬肉头部平坦,前方角膜透明,颈、体部薄而不充血。进行性胬肉头部前方角膜灰色浸润,颈、体部肥厚充血。

（三）心理-社会状况

翼状胬肉若影响视力或容貌,患者可有焦虑心理。

（四）护理诊断及医护合作性问题

1.感知改变 视力障碍与胬肉侵及瞳孔影响视力有关。

2.焦虑 与胬肉影响容貌有关。

3.知识缺乏 缺乏翼状胬肉的相关防治知识。

（五）治疗要点

小而静止的胬肉一般不需治疗,如有症状可对症治疗;影响视力或有碍美容时行手术治疗,并注意预防术后复发。

（六）护理措施

1.治疗与用药护理

(1)小而静止的胬肉不需治疗,胬肉充血时,遵医嘱给予抗生素或糖皮质激素眼液点眼。

(2)胬肉侵及瞳孔区影响视力或影响容貌患者要求手术者,可行手术治疗:①翼状胬肉切除术;②胬肉切除合并自体结膜瓣转移术;③胬肉切除联合羊膜移植术。

2.健康指导

(1)尽量避免风沙、烟尘、阳光等刺激,积极防治慢性结膜炎。

(2)户外活动时,应戴防风尘和紫外线的眼镜。

第二节 角膜病的护理

角膜炎多由外来各种致病菌感染所致,常因角膜外伤引起,可导致视力损害。角膜炎根据病因分为细菌性、真菌性、病毒性三类。

一、细菌性角膜炎

细菌性角膜炎是一种严重的细菌感染性化脓性角膜炎。临床常见的有匐行性角膜溃疡和铜绿假单胞菌性角膜溃疡。

（一）致病因素

角膜外伤感染是常见的病因,致病菌有表皮葡萄球菌、金黄色葡萄球菌、铜绿假单胞菌等;眼局部因素和全身抵抗力低下也可诱发感染。

（二）临床表现

1.症状 细菌性角膜炎发病急,有不同程度的视力下降及眼痛、畏光、流泪、眼睑痉挛等角膜刺激症状,伴较多的脓性分泌物。

2.体征 眼睑肿胀,球结膜充血水肿,角膜出现灰白色浸润灶或溃疡,并可见角膜后沉着物、前房积脓等。若为革兰阳性球菌感染,则可见溃疡边缘向周围和深部潜行扩展。若为铜绿假单胞菌所致的角膜炎,则发展迅猛,角膜迅速出现大片浸润及坏死,并有大量黄绿色黏脓性分泌物,如控制不及时,数天内可致角膜穿孔或全眼球炎。

（三）心理-社会状况

细菌性角膜炎发病急,症状重,视力下降严重影响患者生活,患者易出现紧张、焦虑和恐惧等心理表现。

（四）实验室及其他检查

1. 角膜溃疡刮片、镜检可发现致病菌。

2. 细胞培养和药物敏感试验,可进一步明确病因学诊断和指导临床用药。

（五）护理诊断及医护合作性问题

1. 疼痛　眼痛与角膜炎症刺激有关。

2. 感知改变　视力下降与角膜溃疡有关。

3. 生活自理缺陷　与视力障碍有关。

4. 知识缺乏　缺乏防治细菌性角膜炎的相关知识。

5. 潜在并发症　角膜溃疡穿孔、化脓性眼内炎、全眼球炎,与病变进展严重程度有关。

（六）治疗要点

去除病因,积极抗感染治疗,防止病灶蔓延扩大,并促进其痊愈。增强全身及局部抵抗力,减轻组织反应。

（七）护理措施

1. 治疗与用药护理

（1）保持环境安静,避免光线刺激。加强营养,促进溃疡面愈合。嘱患者不要挤压眼球,不要用力咳嗽、打喷嚏等,预防角膜穿孔。

（2）遵医嘱给予抗生素眼液滴眼,常用的药物有妥布霉素、氧氟沙星、阿米卡星及头孢唑啉滴眼液等,每日4～6次,严重时每小时数次,睡前涂眼药膏。早期用1％阿托品眼液滴眼散瞳,可防止虹膜后粘连及解除瞳孔括约肌和睫状肌痉挛从而减轻疼痛。严重者可行球结膜下注射或全身用药。

（3）遵医嘱局部热敷或清洗眼部分泌物。

（4）有角膜穿孔者,可行结膜瓣遮盖术;有角膜瘢痕影响视力者,可行角膜移植术。

2. 心理护理　向患者解释眼痛及视力下降的原因,消除其紧张、焦虑心理,主动配合医生进行各种治疗。

3. 健康指导

（1）积极预防角膜外伤,治疗角、结膜炎症。

（2）角膜炎症时,戴有色眼镜保护角膜,避免强光刺激,及时就医。

（3）配戴角膜接触镜者要做好镜片的清洁、消毒。

二、真菌性角膜炎

真菌性角膜炎是由真菌引起的角膜感染。本病发病慢,病程长,发病率逐年增高,致盲率高。

（一）致病因素

角膜外伤后尤其是农作物外伤后的感染是真菌性角膜炎发病的重要原因,常见致病菌有镰刀菌属、曲霉菌属、青霉菌属等。

（二）临床表现

真菌性角膜炎起病较缓慢，病程较长，眼痛、畏光、流泪等刺激症状较轻。检查可见角膜呈灰白色浸润，典型的溃疡可见"伪足"或"卫星灶"，前房积脓稠厚。

（三）心理-社会状况

真菌性角膜炎病程较长，视力下降严重影响患者生活，患者易出现紧张、焦虑等心理表现。

（四）护理诊断及医护合作性问题

1.疼痛 与炎症刺激有关。

2.感知改变 视力下降与角膜溃疡有关。

3.焦虑 与视力下降，担心疾病预后有关。

4.知识缺乏 缺乏真菌性角膜炎的相关预防和治疗知识。

5.潜在并发症 角膜穿孔、真菌性眼内炎，与病情进展程度有关。

（五）治疗要点

选用有效抗真菌药控制感染，散瞳，防止虹膜后粘连。

（六）护理措施

1.治疗与用药护理

（1）遵医嘱指导患者频滴抗真菌药物，常用药物有 0.25 ％两性霉素 B 眼液、0.5 ％咪康唑眼液。

（2）应用 1 ％阿托品眼液或眼膏散瞳，防止虹膜后粘连。

2.心理护理 耐心地给患者解释病情，消除其焦虑心理，树立战胜疾病的信心。

3.健康指导

（1）搞好卫生宣教，预防眼外伤。如有植物性角膜外伤发生，应立即就医。

（2）避免滥用抗生素和激素，以防发生真菌性角膜炎。

三、单纯疱疹性角膜炎

单纯疱疹性角膜炎是由单纯疱疹病毒引起的感染性角膜病。可反复发作，其致盲率居角膜病首位，发病率有逐年上升趋势。

（一）致病因素

系由单纯疱疹病毒感染引起，常见的为Ⅰ型单纯疱疹病毒，初次感染为原发感染，原发感染后病毒潜伏在三叉神经节内，当抵抗力下降时，如感冒、急性扁桃体炎、疲劳或使用糖皮质激素后，病毒被激活而引起感染复发。

（二）临床表现

该病有视力下降、眼痛、畏光、流泪等症状。荧光素钠染色检查，可见角膜溃疡呈树枝状或地图状。若病变侵及角膜基质层和内皮层，角膜中央形成毛玻璃样混浊，称为盘状角膜炎，严重者可发生角膜基质坏死。

（三）心理-社会状况

因疾病反复发作，病程长，患者对治疗缺乏信心，易产生焦虑心理。

（四）护理诊断及医护合作性问题

1.舒适改变　眼痛、畏光、流泪等与角膜炎症反应有关。

2.焦虑　与角膜炎症反复发生导致视力下降有关。

3.潜在并发症　有继发细菌感染、角膜穿孔、角膜瘢痕的可能，糖皮质激素的应用，有继发青光眼的可能。

（五）治疗要点

抗病毒、扩瞳、清除病灶、防止并发症及混合感染，酌情使用激素。

（六）护理措施

1.治疗与用药护理

（1）遵医嘱应用抗病毒眼液 0.05％碘苷、0.1％阿昔洛韦（无环鸟苷）等。急性期每 1～2 h 滴眼 1 次，晚上涂眼药膏。

（2）树枝状和地图状角膜炎应早期使用有效的抗病毒药，禁用糖皮质激素。在清除病灶上皮后，加压包扎，上皮缺损通常 72 h 修复。

（3）盘状角膜炎可在抗病毒药物应用基础上，适量应用糖皮质激素药物，常用局部滴眼、涂眼及球结膜下注射。

（4）有虹膜睫状体炎者，加用散瞳药。

（5）药物治疗无效、反复发作、角膜溃疡面积较大者，有穿孔危险，可行治疗性角膜移植术。

2.心理护理　应多与患者沟通，解释病情，消除其悲观心理，树立治疗的信心。

3.健康指导

（1）加强锻炼，增强体质，提高自身抵抗力，避免感冒，防止角膜炎的复发。

（2）指导患者合理用药，防止混合感染，防止并发症的发生。

（3）避免滥用糖皮质激素，不能随意增加使用次数和停用，并告知其危害性。

第三节　青光眼的护理

一、概述

青光眼是一组以视神经萎缩和视功能障碍为共同特征的眼病，病理性眼压增高是其主要的危险因素，是常见的致盲眼病，在我国排在致盲眼病的第四位。正常眼压 10～21 mmHg，双眼眼压差应小于 5 mmHg，24 h 眼压波动范围应小于 8 mmHg。正常而又稳定的眼压对维持视功能起着重要的作用。正常情况下，房水生成率和排出率处于动态平衡状态。若房水循环中任何一个环节发生阻碍，房水不能顺利排出，即可致眼压升高。一般来讲，高眼压可引起视神经的损害，但视神经对眼压的耐受程度有很大的个体差异。在临床上，部分患者的眼压超过正常上限，长期随访观察并未出现视神经损害及视野缺损，称为高眼压症；也有部分患者眼压在正常范围内，但却发生了典型的青光眼视神经萎缩与视野缺损，称为正常眼压性青光眼。

青光眼根据前房角形态、发病机制和发病年龄，分为原发性青光眼、继发性青光眼和先天性青光眼三大类。原发性青光眼分为急性闭角型青光眼、慢性闭角型青光眼及开角型青光眼。

二、急性闭角型青光眼

急性闭角型青光眼是一种以眼压急剧升高并伴有相应症状和眼前段组织改变为特征的青光眼。多见于50岁以上人群,女性更常见,男女发病比约为1:2。

（一）致病因素

可有家族史,与小眼球、小角膜、浅前房、房角狭窄及晶状体较厚而位置靠前等解剖因素有关。情绪激动、精神创伤、过度劳累、气候突变、暴饮暴食、散瞳后或暗室内停留时间太长、局部或全身抗胆碱类药的应用等是本病常见的诱发因素。这些诱因造成房角机械性阻滞,房水排出受阻而急速蓄积,从而导致眼压急剧升高。

（二）临床表现

急性闭角型青光眼临床过程分为六期,不同的时期各有其特征。

1.临床前期 急性闭角型青光眼为双侧性眼病,当一眼已确诊为本病后,另一眼即为急性闭角型青光眼临床前期。患者可以没有临床症状,但多具有前房浅、虹膜膨隆、房角狭窄等解剖特点。

2.先兆期 有一过性或反复的小发作,表现为一过性虹视、雾视,患侧鼻根部酸胀或额部疼痛。休息后自行缓解或消失。

3.急性发作期 眼球胀痛伴同侧头痛、恶心、呕吐、虹视及视力急剧下降,视力常降至指数或手动。眼部检查可见眼球混合性充血,角膜雾状水肿,角膜后色素颗粒沉着;前房极浅,房角关闭;虹膜节段性萎缩;瞳孔呈椭圆形散大、对光反射消失;晶状体前囊下有斑点状灰白色混浊(称青光眼斑)。眼压升高多在50 mmHg以上,指测眼压时眼球坚硬如石。此期如不及时控制,将发生严重视功能障碍,甚至导致永久性失明。

4.间歇期 发作后自然缓解或经药物治疗后得以控制,症状和体征部分消失,眼压恢复正常,房角重新开放。

5.慢性期 急性发作或反复小发作后,房角发生广泛粘连,小梁功能严重损害,临床表现为眼压中等度增高,视力进行性下降,瞳孔中等度散大,眼底可见青光眼性视盘凹陷,并有相应的视野缺损。

6.绝对期 持续的高眼压导致视功能完全丧失,无光感,顽固性眼痛、头痛,瞳孔极度散大强直,角膜上皮水肿、知觉减退。部分患者因长期高眼压已能耐受,有时症状较轻。

（三）心理-社会状况

视力障碍、眼痛、头痛,造成自理缺陷,患者焦虑不安,同时担心手术效果,害怕失明而恐惧。

（四）护理诊断及医护合作性问题

1.疼痛 与眼压升高有关。

2.感知改变 视力障碍,与角膜水肿、晶状体混浊、视神经萎缩有关。

3.睡眠型态紊乱 与眼压升高导致眼痛、头痛有关。

4.焦虑 与缺乏急性闭角型青光眼的防护知识,对青光眼预后信心不足有关。

5.有受伤的危险 与视功能障碍有关。

（五）治疗要点

本病的治疗原则是应用药物迅速降低眼压，再行手术治疗。常用的降眼压药有缩瞳药、β肾上腺素能受体阻滞药、碳酸酐酶抑制药、高渗脱水药。常用的手术方法有：周边虹膜切除术和小梁切除术。

（六）护理措施

1.治疗与用药护理

（1）用药护理

①缩瞳药：缩小瞳孔，解除周边虹膜对房角的阻塞，使房角重新开放，降低眼压。用毛果芸香碱滴眼液，每日 3～5 次；急性发作期 3～5 次/h。注意缩瞳药的中毒反应，中毒反应有恶心、呕吐、流涎、腹痛、出汗、肌肉抽搐等。若出现上述反应立即停药。预防中毒可每次滴眼后用棉球压迫泪囊区数分钟。点眼药时要特别注意区别缩瞳药与散瞳药；

②β拟肾上腺素能受体阻滞药：常用 0.25 ％噻吗洛尔、0.25 ％贝特舒等，前者有减慢心率的不良反应，有心动过缓的患者慎用；

③碳酸酐酶抑制药：减少房水生成而降低眼压。滴眼药有 2 ％派立明。口服药常用乙酰唑胺，首次量为 500 mg，以后每次 250 mg，每日 2 次口服。该药久服可引起口周及四肢麻木、低血钾、尿路结石、血尿等不良反应，患者要多次少量饮水；

④高渗脱水药：减少眼内容积，快速降眼压。常用 20 ％甘露醇 250 mL 在 30 min 内快速滴完。对年老体弱或有心血管疾病者，注意呼吸及脉搏变化，以防意外发生。用药后因颅压降低，少数患者可出现头痛、恶心等症状，宜平卧休息。

（2）手术护理：当眼压降至正常水平时，协助医生进行抗青光眼手术。常用的手术有周边虹膜切除术、小梁切除术等。遵医嘱术前使用缩瞳药。术后 24 h 绝对卧床休息，对有前房积血的患者应取半卧位或头部高枕位，减少头部活动，避免眼压升高。患者术眼加盖眼罩，防止误碰伤术眼，禁止用手、毛巾及衣物等搓揉术眼。术后 1 周内不应过度弯腰低头、用力擤鼻、用力咳嗽等，以防眼内出血。

2.心理护理 向患者讲解青光眼的病因、防治及预后，解除患者的紧张、焦虑心情，使患者积极配合医生的各项治疗。

3.健康指导

（1）向患者讲解青光眼的相关知识，说明急性发作与紧张、情绪波动的密切关系，要求患者加强自控能力，消除焦虑心理，减少对预后的恐惧感，配合医师治疗。

（2）指导患者及家属进行青光眼相关症状的自我监测，以便及时诊治。

（3）指导 40 岁以上有青光眼家族史的可疑人群进行检查，做到早发现、早诊断、早治疗，以减少青光眼致盲的发生。对于急性闭角型青光眼的易感人群，生活要规律，保持充足睡眠，切忌情绪激动，以免青光眼急性发作。

（4）绝对期青光眼的患者应指导其多用听觉、触觉和残余视力；训练患者判断方向、距离及防止受伤的方法；告知家属给患者提供安全的生活环境。

三、开角型青光眼

开角型青光眼是指前房角开放，小梁网病变使房水外流受阻导致眼压升高，伴有视功能障碍、视盘萎缩及凹陷。原发性开角型青光眼又称慢性单纯性青光眼。

（一）致病因素

某些不明原因使小梁内皮细胞发生变性、增生或脱落，小梁条索增厚，网眼变窄或闭塞等病理改变，造成房水外流受阻，导致眼压升高。青光眼家族史、近视、糖尿病、高血压等是原发性开角型青光眼发病的危险因素。

（二）临床表现

1. 症状 开角型青光眼发病隐蔽，大多数患者无任何自觉症状，直到晚期视功能遭受严重损害时才发现。少数患者在眼压升高时出现眼胀、雾视。

2. 体征 眼压升高，昼夜波动范围大。视乳头盘沿面积减少和凹陷扩大，即杯/盘（C/D）比值增大（杯/盘比大于 0.6），视野缺损呈旁中心暗点、鼻侧阶梯状暗点、弓形暗点、环形暗点及晚期管状视野。

（三）心理-社会状况

因本病发病隐匿，患者及家属发现较晚，往往就诊时已经有明显的视功能损害，且很难恢复，严重影响患者的工作和生活，患者常常表现焦虑和悲伤。

（四）护理诊断及医护合作性问题

1. 焦虑 与担心疾病预后有关。

2. 自理缺陷 与高眼压损害视功能，导致视力下降有关。

3. 社交障碍 与视功能障碍导致性格改变有关。

（五）治疗要点

原发性开角型青光眼的治疗原则是控制眼压，保护视功能。主要的治疗方法包括药物治疗、激光治疗和手术治疗。

（六）护理措施

1. 治疗与用药护理

（1）遵医嘱指导患者滴用 1 ％毛果云香碱（匹罗卡品）眼药水和 0.25 ％噻吗洛尔眼药水，口服乙酰唑胺（醋氮酰胺），以降低房水外流阻力及减少房水生成，并根据眼压高低调整用药量。

（2）对药物不能控制的开角型青光眼患者，协助医生进行手术治疗，常用的手术有小梁切除术、非穿透性小梁切除术、激光小梁成形术等。

2. 心理护理 协助患者树立战胜疾病的信心。告知患者稳定的情绪有利于疾病的恢复，使其保持良好的精神状态，配合医生的各项治疗。

3. 健康指导

（1）对有开角型青光眼家族史者，定期检查，早期发现，早期诊断。

（2）出院后定期复查，遵医嘱用药。

第四节 眼外伤的护理

眼外伤是指机械性、物理性及化学性等因素直接作用于眼部，引起眼的结构和功能的损害。眼外伤往往造成视功能障碍甚至眼球丧失，是单眼失明的最主要原因。根据致伤因素，眼外伤可分为机械性和非机械性两大类。前者包括眼钝挫孔、眼球穿孔伤、眼异物伤等；后者包括酸碱化学伤、热烧伤、辐射伤等。

一、机械性眼外伤

机械性眼外伤包括眼表面异物、眼钝挫伤、眼球穿孔伤及眼内异物。

（一）致病因素

1. 眼表面异物　为金属异物铁、铜、铅，细小颗粒如沙石、飞虫、谷物等黏附或嵌顿在角膜、结膜表面所致。

2. 眼钝挫伤　是由机械钝力造成眼附属器或眼球的损伤，可引起眼内多种结构和组织的损害。飞溅的石块、铁块、球类打击、跌撞、木棍及拳头、交通事故等直接作用于眼球是眼钝挫伤的致伤因素，钝力也可经眼内组织传导，产生间接损伤。

3. 眼球穿孔伤及眼内异物　眼球被锐器刺破或被异物碎片击穿，如刀剪、树枝、枪弹等可导致眼球穿孔伤；如击穿眼球的异物存留在眼球内，则并发眼内异物。

（二）临床表现

1. 眼表面异物

（1）症状：明显的异物感、刺痛、畏光、流泪、眼睑痉挛、视力下降等。

（2）体征：眼表面有异物存留，伴结膜充血或混合充血。结膜异物好发于睑板下沟、穹窿部结膜及半月皱襞处；角膜异物轻者黏附在角膜表层，重者嵌入角膜实质层，铁屑异物周围可见铁锈环。

2. 眼钝挫伤

（1）症状：视物不清或模糊，可有眼部肿痛、淤血或出血等。

（2）体征：视力正常或下降，并依不同挫伤部位及程度呈相应表现。①眼睑挫伤：眼睑肿胀、皮下淤血、眼睑裂伤、泪小管断裂、眶壁与鼻窦骨折伴发皮下气肿；②结膜挫伤：结膜水肿、淤血及结膜裂伤；③角膜挫伤：角膜上皮擦伤、角膜基质层水肿或角膜层间裂伤伴视力下降；④巩膜挫伤：可有巩膜层间或全层裂伤，常位于角巩膜缘或赤道部裂伤；⑤虹膜睫状体挫伤：前房积血、虹膜根部断离、瞳孔呈"D"字形、瞳孔外伤性散大、外伤性虹膜睫状体炎、继发性青光眼；⑥晶状体挫伤：晶状体脱位或半脱位、外伤性白内障；⑦其他：如玻璃体积血，脉络膜裂伤和出血，视网膜出血、震荡或脱离，视神经挫伤等，可导致不同程度的视力下降。

3. 眼球穿孔伤及眼内异物

（1）症状：突然的视力下降及眼痛、出血。眼房水外流时，常有"热泪"涌出的感觉。

（2）体征：有穿孔伤口及穿孔伤痕迹，可伴有眼内异物存留和眼内组织嵌顿于创口。小于3 mm的角膜伤口常自行闭合，仅见角膜上点状或线状混浊。大于3 mm的角膜伤口常有虹膜脱出并嵌顿于伤口之中，前房变浅部分有积血，瞳孔变形，眼压偏低；若晶状体损伤，可见晶状体混浊或破裂；若葡萄膜组织损伤，可引起交感性眼炎，即受伤眼（诱发眼）发生非化脓性葡萄膜炎，经一段潜伏期后，另一眼也可发生葡萄膜炎，一般多见于伤后 2～8 周；巩膜穿孔伤时，小伤口极易忽略，穿孔处可能仅见结膜下出血；大的伤口常伴睫状体、脉络膜、玻璃体和视网膜损伤及玻璃体积血。

（3）疑有眼内异物，可行 X 射线片、超声波、CT 或磁共振成像，可查出不同性质的异物。X 射线异物定位摄片，可测定异物的径线位置、距角巩膜缘后距离、距眼球水平轴与矢状轴距离。

（三）心理-社会状况

由于患者及家属一时难于接受外伤所致的视功能损害或面部形象受损，常有悲观、焦虑心理。

（四）护理诊断及医护合作性问题

1.感觉紊乱　视力障碍与角膜损伤、眼内积血、眼内异物及眼内组织损伤有关。

2.舒适改变　眼疼痛、畏光、流泪、异物感与眼表面异物存留引起刺激有关。

3.有感染的危险　与眼组织的擦伤、裂伤、眼球穿孔伤及眼内异物等有关。

4.潜在并发症　继发性青光眼、视网膜脱离、玻璃体积血等。

（五）治疗要点

1.眼表面异物　取出异物、防治感染。

2.眼钝挫伤　根据病情给予对症治疗、止血、抗感染、手术清创缝合及治疗眼内组织病变等。

3.眼球穿孔伤及眼内异物　属眼科急症，治疗原则是手术缝合伤口，恢复眼球壁的完整性，防治感染和并发症。如有眼内异物，可行异物取出术；如眼球损伤严重，眼球外形和视功能恢复无望，应行眼球摘除术。

（六）护理措施

1.治疗与用药护理

(1)结膜异物可用棉签拭去；角膜异物在表面麻醉下用异物刀或针尖剔除；眼表面大量异物可先行眼部冲洗后再取出；眼表面异物取出后，涂抗生素眼膏并包眼。

(2)眼睑挫伤、水肿、皮下淤血患者，24 h内冷敷，24 h后热敷，以减轻水肿反应，促进淤血吸收。

(3)眼球穿孔伤患者切忌冲洗、挤压眼球，手术前禁忌剪睫毛，避免增加眼球压力和感染概率。小于3 mm的角膜穿孔伤伤口可自行闭合，不必缝合。大于3 mm的伤口，应在显微镜下严密缝合，恢复前房。玻璃体积血伤后3个月以上未吸收或伴有视网膜脱离者，应行玻璃体切割手术治疗。对行眼球摘除术的患者，应详细向患者介绍手术的必要性及术式，术后安装义眼等相关事宜，取得患者及家属的配合。

(4)全身应用抗生素或镇静药等；角膜上皮擦伤涂抗生素眼膏防治感染；角膜基质层水肿应用糖皮质激素眼药水或眼膏，以减轻水肿；外伤性虹膜睫状体炎应用散瞳药、糖皮质激素眼药水或眼膏；视网膜震荡应用血管扩张药、糖皮质激素及维生素类药物。

2.心理护理　与患者多交流，解释病情与预后。尤其是需行眼球摘除术者，应安慰和开导患者，使其正确面对现实，消除或减轻患者的悲观、焦虑心理，主动配合医生治疗。

3.健康指导

(1)眼外伤重在预防。生活中要远离危险物品，儿童不要玩弹弓、刀棍、投掷石子等，燃放鞭炮须注意安全；工作时须搞好安全防护，必要时配戴防护眼镜。

(2)眼表面异物忌用力揉眼。眼钝挫伤瞳孔散大的患者，外出时可戴太阳镜以减少强光刺激。

(3)如眼内异物未取出或择期取出，应注意眼部情况变化，定期随访。

(4)发生眼外伤应及时就诊，以免延误病情。

二、非机械性眼外伤

非机械性眼外伤包括眼化学伤、辐射性眼外伤等。辐射性眼外伤包括电磁波谱中各类辐射线造成的损害,如紫外线、X射线、γ线等。

(一)致病因素

1.眼化学伤 常见的有无机酸(盐酸、硫酸、硝酸等)和碱(生石灰、氢氧化钠、氨液等)。强酸能使组织蛋白发生凝固性坏死,阻止酸继续向深层渗透,损伤相对较轻。碱能使组织中的脂肪和蛋白质溶解,与组织接触后发生皂化反应,很快渗透到组织深层和眼内,使细胞分解坏死,因此碱性烧伤的后果更为严重。

2.电光性眼炎 也称雪盲。常见于电焊、紫外线消毒、高原、雪地及水面反光等引起的紫外线损伤。

(二)身体状况

1.眼化学伤

(1)症状:视力下降,伴有眼痛、异物感、畏光、流泪、眼睑痉挛等。

(2)体征:①轻度。眼睑皮肤潮红,结膜轻度充血水肿,角膜上皮点状脱落或轻度混浊。愈合后不留瘢痕,不影响视力;②中度。眼睑皮肤可有水疱或糜烂;结膜水肿,出现小片缺血坏死;角膜有明显混浊、水肿,上皮层完全脱落。治愈后遗留角膜斑翳,影响视力;③重度。多为强碱引起。结膜出现广泛缺血坏死,呈灰白色;角膜全层混浊或瓷白色,角膜基质层溶解,导致角膜溃疡、穿孔;碱渗入前房常引起葡萄膜炎、继发性青光眼及白内障。晚期可致眼睑畸形、睑外翻、睑球粘连等,最终可导致视功能或眼球丧失。

2.电光性眼炎

(1)症状:双眼强烈的刺激症状。眼痛、畏光、流泪、眼睑痉挛。一般24 h后缓解或痊愈。

(2)体征:双眼角膜上皮细胞坏死呈点状脱落,混合充血。一般潜伏期为3~8 h。

(三)心理-社会状况

由于严重眼组织损害、剧烈疼痛或容貌受损,同时因对治疗效果的担心,患者常有焦虑、恐惧心理。

(四)护理诊断及医护合作性问题

1.感觉紊乱 视力下降,与化学物品、紫外线引起眼组织结构损伤有关。

2.急性疼痛 与化学物品、紫外线刺激眼部组织有关。

3.恐惧 与担心视力继续下降甚至丧失,或担心预后有关。

4.知识缺乏 缺乏眼化学伤及紫外线伤相关防治知识。

5.潜在并发症 角膜溃疡、继发性青光眼、并发性白内障、眼睑畸形、睑球粘连、眼球萎缩等。

(五)治疗要点

1.眼化学伤 ①现场急救,立即冲洗;②中和药物治疗;③给予抗感染、对症或手术治疗,防治并发症及后遗症。

2.电光性眼炎 以镇痛、预防感染为治疗原则。

(六)护理措施

1.急救护理 眼化学伤强调争分夺秒、就地取材、彻底冲洗的现场急救原则。立即用大量生理盐水反复冲洗伤眼,冲洗时要翻转上、下眼睑,一边冲洗,一边令患者转动眼球,尽快清除存留在结膜囊内的固体颗粒,充分暴露上、下穹窿部结膜反复冲洗,至少 30 min。并迅速将伤者送往医院。

2.治疗与用药护理

(1)对症护理:①为防止睑球粘连,每次换药应以玻璃棒分离粘连的睑球或安放隔膜,并涂大量抗生素眼膏。如球结膜或角膜上皮有坏死组织,应早期去除;②对于电光性眼炎,遵医嘱滴用 0.5 ％丁卡因和抗生素滴眼液镇痛及预防感染。

(2)用药护理:遵医嘱给予中和药物于致伤后 1 h 内使用。酸性眼化学伤可用 2 ％碳酸氢钠溶液冲洗,球结膜下注射磺胺嘧啶钠;碱性眼化学伤可用 3 ％硼酸溶液冲洗,球结膜下注射维生素 C。对酸性和碱性眼化学伤者同时用抗生素药液行结膜囊冲洗和结膜下注射,并用 1 ％阿托品眼药水散瞳,以防止瞳孔粘连。

3.心理护理　治疗中应加强心理护理,多与患者交谈,讲解各项治疗目的,以增强患者治愈疾病的信心,消除焦虑和紧张。

4.健康指导

(1)重视安全教育,加强劳动防护,以预防为主。对有化学品或辐射源的工作场所,须严格遵守操作规程;在特殊电磁环境下工作,应配戴防护眼镜。

(2)一旦发生眼化学伤,应争分夺秒,就地用自来水、清水或饮用矿泉水等充分冲洗伤眼。或将面部浸入盛水的面盆中,经 30 min 充分冲洗后,再到医院做进一步治疗。

(3)指导患者及时治疗眼化学伤的后遗症,如眼睑畸形、睑球粘连、角膜斑翳或白斑、并发性白内障等。

第三章　口腔疾病护理

第一节　龋病的护理

龋病是一种多因素相互作用的常见的慢性进行性破坏的牙体硬组织疾病。龋病是人类的常见病、多发病之一,在各种疾病的发病率中,龋病位居前列,世界卫生组织(WHO)已将其与癌症和心血管疾病并列为人类三大重点防治疾病。目前比较公认的龋病病因学说是四联因素理论,即龋病是宿主、微生物、饮食和时间4种因素共同作用下导致的。龋病病程进展缓慢,一般不危及生命而容易被忽视。但如不及时治疗,病变向纵深发展将会引起牙髓炎、根尖周炎、颌骨炎症等一系列并发症,最终形成残冠、残根、牙缺失,破坏咀嚼器官的完整性,严重影响身心健康。定期口腔检查和采取适当的措施对预防龋病的发生非常重要。

一、临床表现

1. 按发病情况和进展速度分类

(1)急性龋:常见于儿童或青年人。龋病过程进展较快,龋洞内腐质较多,质地偏软并且湿润,又称为湿性龋。当多数牙在短期内同时患龋,即称猖獗龋,多见于颌面及颈部接受放射治疗的患者,又称放射性龋。

(2)慢性龋:临床最常见的龋齿类型。进展缓慢,病变区着色较深,病变组织较干硬,故又称为干性龋。当龋病在进展过程中由于发病因素的变化,龋损停止于某个阶段不再继续发展,则称为静止龋。

(3)继发龋:是指在充填材料的边缘或下方再发生新的龋坏。多由于充填时未去净腐质或充填材料边缘密合较差所致。

2. 按损害的解剖部位分类

(1)窝沟龋:是指磨牙、前磨牙咬合面、磨牙颊面沟和上颌前牙舌面的龋坏。

(2)平滑面龋:除窝沟外的牙面发生的龋病损坏。可进一步发展为两个亚类,邻面龋和颈部龋。

(3)根面龋:即在根部牙骨质发生的龋病损害。

3. 按病变深度分类

(1)浅龋:龋蚀只限于牙齿的表层即牙釉质或牙骨质。初期表现为龋损部位色泽变黑,黑色素沉着区下方为龋白斑,呈白垩色改变,继之呈黄褐色或褐色改变,患者一般无自觉症状,遭受外界的物理和化学刺激,如冷、热、酸、甜刺激亦无明显反应,探诊有粗糙感或有浅层龋洞形成。

(2)中龋:龋蚀已进展到牙本质浅层,因龋坏而形成龋洞,洞内除了有黄褐色或深褐色的软化牙本质外,还有食物残渣、细菌等。患者对冷、热、酸、甜等刺激较为敏感,有反应性疼痛,对冷的刺激尤其明显,但去除外界刺激后,症状即可消失。

(3)深龋:龋蚀进展到牙本质深层时为深龋,临床上可看见较深的龋洞,易于观察到患者的主观症状。由于深龋病变接近牙髓,所以对温度变化及化学刺激敏感,食物嵌入洞内可产生压迫,从而导致较严重的疼痛,探查龋洞时酸痛明显,但无自发性痛。

二、辅助检查

1.温度刺激试验 用冰棒或热牙胶测试患牙,中龋和深龋对温度刺激敏感,但刺激去除后疼痛消失。也可使用牙髓活力测验器检测。

2.X射线检查 对可疑龋、邻面龋不易用其他方法查出,可用X射线进行检查。深龋患者可用X射线检查龋洞的深度及与牙髓腔的关系。

3.透照 对前牙邻面龋洞用光导纤维装置检查,能直接看到龋损部位、病变深度及范围。

三、治疗原则

龋病的治疗要以终止病变的发展、保护健康的牙髓、恢复牙齿的外形和功能、维护牙列的完整性为原则,具体原则如下。

1.对无或少量组织缺损的静止龋可不治疗。

2.对无明显缺损的浅龋,用化学药物疗法、再矿化治疗。

3.对已有牙体缺损的静止龋、浅龋、中龋和慢性龋进行充填治疗。

4.对急性龋和猖獗龋在窝洞制备后,做暂时充填或封药,应先做再矿化治疗,然后再进行永久性充填治疗。猖獗龋应进行全口患牙治疗设计和全身疾病的治疗。

5.对龋病易感者和猖獗龋患者,在治疗的同时,还应给予防龋措施,如清除牙菌斑、控制糖食、窝沟封闭、再矿化治疗等,并在术后进行定期追踪观察。

6.对浅而宽的𬌗面缺损,可用嵌体或高嵌体修复牙外形和功能,大面积缺损的龋损,可用嵌体修复或充填治疗后全冠修复。

7.对继发龋的治疗,原则上应去除原充填体或修复体,再按浅龋、中龋、深龋治疗原则处理,如果不影响抗力形和固位形,也可只在龋洞的局部进行充填治疗,而不必除去全部充填体或修复体。

8.对牙髓病和根尖周病患牙的继发龋或再发龋,应在完善牙髓治疗后,再重新充填或修复。

四、护理评估

1.健康史 询问患者口腔卫生及饮食习惯,尤其是小孩儿,要询问其有无睡前吃甜食的嗜好。如有疼痛,应了解是自发性痛还是激发性痛,疼痛与冷热刺激是否有关。

2.身体状况 龋病临床特征是牙体硬组织的色、形、质的改变。其病变过程由牙釉质或牙骨质表面开始,由浅入深逐渐累及牙本质,呈连续破坏过程。

3.心理-社会状况 由于龋病病程缓慢,不会影响患者生命,因此龋病初期患者无自觉症状,不易被重视。有的患者甚至认为牙病不是病,自己吃点药,不疼了就认为好了,从而延误治疗时机,导致发生牙髓炎、根尖周炎、牙槽脓肿等严重的口腔疾病。因此,应注意全面评估患者的年龄、口腔卫生习惯、口腔卫生保健知识、文化层次、经济状况等情况。

五、护理诊断

1.牙齿异常 与不佳的口腔卫生或不良饮食习惯造成牙体缺损有关。

2. 疼痛　与龋洞受刺激有关。

3. 组织完整性受损　由牙体缺损所致。

4. 潜在并发症　牙髓炎、根尖周炎等，与对龋病治疗不及时、患者抵抗力下降及超敏反应有关。

5. 知识缺乏　缺乏龋病的预防及早期治疗知识，卫生宣传教育不够。

六、护理措施

1. 心理护理　向陪诊人员及患者介绍龋病的治疗方法，做好解释工作，消除患者对治疗的恐惧心理，使其积极配合。

2. 药物治疗的护理　进行药物治疗时遵医嘱备好所需药物，协助医生牵拉口角，隔湿，吹干牙面。涂布氟化钠时，让患者切勿吞入，因该药有一定毒性。用硝酸银涂布时，需使用还原剂，使其生成黑色或灰白色沉淀物。硝酸银有较强的腐蚀性，操作时注意勿损伤患者口腔黏膜。

3. 窝洞充填术的护理　窝洞充填术是用具有一定强度的修复材料填入预备的窝洞中，修复牙外形和功能的一种治疗方法。主要用于浅龋、中龋和深龋的充填。可以达到修复牙外形，恢复牙功能，终止病变发展的治疗目的。

(1) 物品准备

① 口腔检查基本器械：一次性检查盘（口镜、镊子、探针、纸巾、胸巾、吸唾管）、隔湿棉卷；

② 窝洞预备器械：高速及低速手机、车针、挖匙；

③ 充填器械：黏固粉充填器、雕刻刀、楔子、成形片、成形片夹。如用银汞合金充填，备银汞合金充填器 1 套；

④ 调𬌗磨光器械：咬合纸、橡皮轮、砂石针、磨光器；

⑤ 充填材料：遵医嘱备垫底材料、消毒药物及充填材料（如银汞合金、FX、玻璃离子、银粉玻璃离子等）；

⑥ 药物：25％麝香草酚酊溶液、75％乙醇溶液、樟脑酚液、丁香油、银汞合金、复合树脂、玻璃离子黏固剂、磷酸锌黏固剂、氧化锌丁香油酚、氢氧化钙糊剂。

(2) 患者准备

① 核对患者病历及患者姓名；

② 安排患者在治疗椅上躺好；

③ 系好胸巾；

④ 准备漱口水；

⑤ 嘱患者漱口；

⑥ 调整椅位及灯光。

(3) 护理配合

① 制备洞形：递高速、低速手机及相应车针。医生制备洞形时，协助牵拉患者口角，及时吸唾以保持术野清晰、干燥。如使用电动牙钻机无冷却装置时，用水枪对准钻头缓慢滴水，防止因产热刺激牙髓而引起疼痛；

② 隔湿、消毒：消毒前协助医生用棉卷隔湿，准备窝洞消毒的小棉球。消毒药物根据窝洞情况及医嘱选用；

③调拌垫底及充填材料:浅龋不需垫底;中龋用磷酸锌黏固剂或玻璃离子黏固剂单层垫底;深龋则需用氧化锌丁香油酚黏固剂及磷酸锌黏固剂双层垫底。遵医嘱调拌所需垫底材料,再选用永久性充填材料充填。后牙多选用银汞合金,前牙可选用复合树脂或玻璃离子黏固剂。配合医生传递雕刻刀、磨光器、递咬合纸。玻璃离子黏固剂充填还需准备防水剂(凡士林);

④清理用物:充填完成后,清理用物,将所用车针、手机等器械灭菌后备用。

(4)健康指导

①充填材料完全固化需 24 h,所以 24 h 内不能用患牙咀嚼硬物,以免充填物脱落;

②深龋充填后如有轻微疼痛不需复诊,一至两天后疼痛可自行消失,如疼痛加重应及时复诊;

③如感觉咀嚼有过高现象,应立即进行调𬌗;

④注意口腔卫生,保持口腔清洁。

4.复合树脂修复术的护理 口腔材料中的复合树脂是一种高分子牙色修复材料,由树脂基质和无机填料组成。包括光固化复合树脂和化学固化复合树脂,前者由可见光引发固化反应,是临床常用的充填材料。复合树脂修复术用于修复龋齿,能保留更多的牙体组织,其最突出的优点是美观。适用于前牙Ⅰ、Ⅲ、Ⅳ类洞的修复,前牙和后牙Ⅴ类洞的修复,后牙Ⅰ、Ⅱ类洞(承受咬合力小者)修复;用于牙体大面积缺损的修复,必要时可增加附加固位钉或沟槽固位等。

(1)物品准备

①口腔检查基本器械:一次性检查盘、棉卷;

②窝洞预备器械:高速及低速手机、车针、挖匙;

③垫底器械:黏固粉充填器;

④充填器械:雕刻刀、楔子、成形片、成形片夹;

⑤调𬌗磨光器械:咬合纸、橡皮轮、调𬌗抛光车针、间隙抛光条;

⑥材料:光固化灯、电源设备、酸蚀液、小刷子、黏结剂、聚酯薄膜、比色板、复合树脂。

(2)患者准备

①核对患者病历及患者姓名;

②安排患者在治疗椅上躺好;

③系好胸巾;

④准备漱口水;

⑤嘱患者漱口;

⑥调整椅位及灯光。

(3)护理配合

①窝洞预备护理同本节窝洞充填术的护理;

②护髓:递护髓剂给医生;

③酸蚀:递棉卷隔湿,及时吸唾。待医生吹干患牙后,递酸蚀剂给医生处理牙面,涂面1 min后,递三用枪给医生冲洗牙面,及时吸干冲洗液。配合医生传递镊子,更换棉卷,重新隔湿,及时吸唾,保持干燥;

④黏结:递棉卷隔湿,用小刷子蘸适量黏结剂递送给医生涂布窝洞,递三用枪给医生轻吹

黏结剂使其均匀涂布。递光固化灯固化,光照时间(参看产品说明)一般为 20 s,同时嘱患者闭眼(或戴保护镜);

⑤充填:遵医嘱选择复合树脂。配合医生传递棉卷隔湿和递送各种充填器械。及时吸唾,保持术区干燥。递光固化灯,光照时间(参看产品说明)一般为 20~40 s。同时嘱患者闭眼(或戴保护镜)。及时吸唾,保持术区干燥;

⑥修整外形,调整咬合:充填完毕递咬合纸给医生检查咬合情况,更换调𬌗牙针;

⑦抛光:递低速手机给医生,装上抛光砂片,依次先粗后细打磨,或用橡皮砂轮蘸上打磨膏抛光。及时吸唾。抛光后让患者漱口,用面巾纸擦净患者面部。给患者镜子,让患者观看修复的牙齿。

(4)健康指导

①治疗后,如出现牙齿轻度不适,可能是对复合树脂轻度的敏感,一般不适情况会在治疗后 2~3 d 消失;如出现较明显不适,应及时复诊;

②治疗后即可进食,但应避免用患牙咀嚼硬物,避免进食过冷或过热的刺激性食物;

③注意口腔卫生,保持口腔清洁。

七、健康教育

1. 保持口腔卫生　指导患者采用正确的刷牙方法,即使用牙刷,采用上下竖刷法,其方法是:刷牙时使牙刷刷毛与牙龈呈 45°,上颌牙从上往下刷,下颌牙从下往上刷,咬合面来回刷,每次刷牙时间以 3 分钟为宜,才能达到清除软垢、菌斑和按摩牙龈的目的。拉锯式的横刷法会导致牙龈萎缩及牙体楔状缺损。应养成早晚刷牙、饭后漱口的习惯,尤其是睡前刷牙更为重要,它可以减少菌斑及食物残渣的滞留时间。

2. 定期口腔检查　一般 2~12 岁的儿童每半年一次,12 岁以上者一年一次,以便早期发现龋病,及时治疗。

3. 保护牙齿　不要用牙咬坚硬带壳的食物及开启啤酒瓶盖,以防止牙损伤。

4. 采取特殊的保护措施　如在饮水、饮食中加含氟的药物防龋、使用含氟的牙膏以及点隙窝沟封闭防龋等,以提高牙齿的抗龋能力。

5. 合理饮食　少吃糖果、饼干等精制糖类食物,鼓励多吃富含纤维的食物,如蔬菜等。尤其是小儿在临睡前不要进甜食,可使用蔗糖代用品,如木糖醇,以防止和减少龋病的发生。

第二节　着色牙的护理

牙齿着色、发黄原因,大体上可分为两方面,即内源性和外源性。外源性变色是由于常吃含有色素的食物或药物,如茶、咖啡、中药及巧克力等,使色素沉积在牙上而导致牙逐渐变黄或变黑,常吸烟者烟斑也容易沉积在牙面上。内源性着色是牙齿结构的变色,如四环素沉积在牙本质内,就会使得牙齿变成黄色、棕褐色或暗灰色,称为四环素牙;如果饮用水中含氟过多,也可能导致氟斑牙,牙面有白垩色、褐色斑块;如果牙神经坏死与细菌分解产物结合也可使牙齿变黑。

一、临床表现

1. 四环素牙

（1）全门牙呈均匀一致的黄色、灰色改变，患牙可在紫外光灯下显示荧光。按变色程度分为轻度：浅黄、浅灰；中度：黄棕色、黑灰色；重度：黄灰或黑色；极重度：灰褐色。

（2）牙冠外形一般正常，坚硬光滑，重度时合并釉质发育不全。

2. 氟牙症

（1）一般无自觉症状。

（2）波及同一时期发育的牙齿，呈对称性，多数累及全口牙。患牙釉质表面呈白垩状黄褐色或有实质性缺损。

①轻度：牙面面积的 1/2 以下有白垩色和黄褐色斑点，牙面可有少量小而散在的浅凹陷，牙表面坚硬有光泽；

②中度：有白垩色和黄褐色斑点的牙面面积超过牙面面积的 1/2；

③重度：白垩色或着色波及整个牙面，伴有缺损可呈蜂窝状，患牙可失去正常形态。

（3）重症可伴有全身骨骼或关节的增殖性改变及活动受限（氟骨症）。

二、辅助检查

1. 比色 用比色板或比色仪确定患者漂白前的牙色作为基准值，在患者见证下记录在案，漂白后再次用同样比色手段确定牙齿颜色并记录。

2. 口内照相 为患者拍摄牙齿近距离照片和微笑照片作为补充记录。

3. 温度刺激试验 用牙髓活力测验器检测牙髓活力。

三、治疗原则

牙齿美白从本质上讲是一种清除牙齿表面和牙釉质上污点和色素的过程。根据牙齿颜色的深浅、形成原因，应采取不同的方式来美白。

1. 牙周洁治术 又称洗牙，包括超声波洗牙和喷砂两个步骤，超声波洗牙能去除牙结石，喷砂可以提高牙齿的光泽度，对牙齿的美观有一定的帮助。如果黄褐色牙齿是由于浓厚的牙石覆盖在牙齿表面造成的，或是抽烟、喝茶造成的，应用漂白剂无效。最好的治疗方法应该是定期采用洁治（洗牙）的方法清洁牙齿并养成良好的生活习惯。

2. 牙漂白 把凝胶型漂白剂挤在医生特制的牙套里，套上后在睡眠时让药液覆盖在牙齿表面进行深层渗透美白。适用于轻度的色素牙、牙釉质发育不全、外源性着色和因年龄增长牙釉质改变引起的牙色发黄。

3. 烤瓷或贴面 对于四环素牙、黄斑牙、氟斑牙等变色的牙齿，普通的漂白方法需要在一定程度之内才能使用，超过某种程度就很难达到良好的增白效果，而且这些方法多少都会对牙齿有一些刺激。普通的漂白方法不可用时可选择烤瓷或贴面。运用贴面增白是在牙齿表面粘上一层烤瓷片或塑料片的近似正常牙色的材料，遮挡已经变色的牙齿；烤瓷冠的方法是将做好的烤瓷牙套粘固在经过磨改后的真牙上，比贴面更舒适、自然和牢固。

四、护理评估

1. 健康史 询问患者婴幼儿时期或母亲妊娠时期是否服用过四环素类药物；询问患者牙

齿发育期间是否有高氟区生活史。

2. 身体状况　评估患者口腔情况,询问患者有无药物引起的过敏反应,如牙齿发酸、牙龈充血肿胀怕凉。

3. 心理-社会状况　患者可因牙齿着色,影响美观,而自卑、烦恼。

五、护理诊断

1. 知识缺乏　缺乏正确的刷牙方法等相关知识。
2. 自我形象紊乱　与牙齿着色影响形象有关。

六、护理措施

1. 治疗前护理

(1)应在牙周病治愈后,再进行牙齿美白。原因是:

①患牙周病的牙龈容易出血,在使用美白药物时容易造成牙齿敏感;

②牙周病常会导致牙龈萎缩,形成牙周袋,最终牙根外露,牙齿松动,在这样的牙齿上再加上贴面和烤瓷冠更会增加牙周的负担,加重牙周病。

(2)15 岁以下的青少年的牙体比较容易敏感,容易造成不适,不适宜进行美白治疗。

(3)不鼓励孕妇做牙齿美白。

2. 牙齿冷光美白的护理　BEYOND 冷光美白技术是波长介于 480～520 nm 之间的高强度蓝光,经由光纤传导,通过两片 30 多层镀膜的特殊光学镜片,再经过特殊光学处理,隔除一切有害的紫外线与红外线,使以过氧化氢和直径为 20 nm 的二氧化硅等为主体的美白剂快速发生氧化还原反应,产生氧化还原作用,透过牙小管,去除上下共 16～20 颗牙齿表面及深层所附着的色素,达到良好的美白效果。

(1)术前准备

1)物品准备 BEYOND 冷光美白仪、BEYOND 冷光牙齿美白剂、VITA16 色比色板、照相机、开口器、低速手机、一次性检查盘、吸唾管、抛光杯、剪刀、光固化机、镇痛口服药物(索米痛、氨酚待因)或局部注射用药(如 2 %利多卡因)。

2)患者准备

①备好冷光美白知情同意书,让患者阅读并签字;

②告知患者美白过程需 40～50 min,让患者做好心理准备;

③询问患者服用镇痛药的既往史,根据医嘱备好相应剂量的镇痛药,并协助患者服药。对不愿接受口服药者酌情局部用药。

(2)术中护理

①协助医生术前比色,应用 VITA16 色比色板比色,并拍照存档。特别是针对个别牙颈与牙体颜色相差较大的患者,需要两个部位分别比色,并认真做好记录;

②为患者佩戴护目镜,防止美白灯源的不良刺激。用清水调拌抛光砂,安装抛光杯进行牙面抛光,最后嘱患者漱口;

③为患者涂护唇油,特别注意唇内侧及前庭沟部位没有牙龈保护剂遮盖的软组织应均匀涂布;

④协助医生为患者佩戴开口器,告知患者佩戴开口器后不能再说话,有唾液护士会及时

吸出或者可自行咽下；

⑤取护面纸巾，协助固定：于开口器与患者面部皮肤之间，剪开隔湿棉卷，放置于患者上下唇内侧；

⑥医生吹干牙面及龈缘后，递牙龈保护剂给医生，将牙龈保护剂均匀涂于牙龈上，并遮盖至龈缘 3～4 mm，递光固化灯给医生，固化牙龈保护剂；

⑦吹干牙面，递美白凝胶给医生，医生均匀涂抹美白凝胶于上下颌前牙及前磨牙共 16 颗牙齿外表面；

⑧协助医生调整美白仪照射角度，其应与牙齿表面成直角，美白仪的灯头应尽量靠近开口器；

⑨按下美白仪开始键，开始第一次光照，时间 8～15 min（根据牙齿变色的原因，可调整光照时间），光照结束后，美白仪会自动停止工作，此过程中护士应随时吸出患者口中唾液，切记吸唾时一定不要将唾液滴到美白凝胶的表面；

⑩根据第一次光照后牙齿变白程度重复步骤⑧～⑩两次；

⑪吸掉牙面的美白凝胶，剪开过氧化氢美白液，将其倒入美白剂中，调拌成糊状，均匀涂抹在牙面上，再次光照 8～10 min；

⑫吸掉牙面残留美白剂，清除牙龈保护剂及取下棉卷，摘掉开口器及护目镜，嘱患者彻底漱口。用棉签将氟保护剂涂于擦干的牙面上，嘱患者 5 分钟后即可漱口（应避免患者将氟保护剂大量吞入腹中）；

⑬患者漱口后，做术后牙齿比色，拍照存档；

⑭整理用物，注意勿使残留药物及所用器械与患者头面部皮肤接触。

（3）术后指导

①告知患者，美白术后 1 周内不能吸烟，喝红酒、咖啡等有色饮料，不能食用颜色较深的食物以及过冷过热的刺激性食物等；

②美白术后会出现一些牙齿过敏的现象，一般在 24～48 h 内可自行消失；

③术后有些患者会出现牙龈或唇黏膜变白，但在 24 h 内会自行消失；

④根据医嘱和患者选择可预约第二次美白时间，一般 5～7 d 后可重复上述美白经过。

七、健康教育

1. 指导患者做完烤瓷和贴面后应该用专用的牙刷、牙膏刷牙，细心呵护牙齿，尽量避免吃过硬、太黏的食物。

2. 母亲在妊娠的时候以及儿童在幼儿时期，使用药物应当谨慎，否则将影响牙釉质的发育，形成不健康的牙齿和造成色素沉着在牙面上。

第三节 牙本质过敏症的护理

牙本质过敏症是指暴露的牙本质部分受到机械、化学或温度、渗透压等刺激时所产生的一种特殊的酸痛症状。牙本质过敏症不是一种独立的疾病，而是多种牙体疾病共有的一种症状，其特点是发作迅速、疼痛尖锐、时间短暂。

一、临床表现

1. 主要表现为刺激痛,吃冷、热、酸、甜的食物和刷牙均能引起酸痛,尤其对机械刺激最敏感;刺激除去后,酸痛立即消失。

2. 用探针尖在牙面上滑动,可找到一个或数个敏感点或敏感区,可引起患者出现酸痛症状。

3. 根据机械探测或冷刺激,可将疼痛程度分为 4 度,即牙敏感指数:0 度:无不适;1 度:轻微不适;2 度:中度痛;3 度:重度痛。

二、辅助检查

对敏感点进行机械刺激、温度试验、主观评价。

三、治疗原则

1. 去除病因。

2. 家庭和诊室联合治疗。多数牙齿敏感,特别牙颈部敏感,可用激光或离子导入法脱敏,同时配合家庭脱敏法(如使用脱敏牙膏,咀嚼生核桃、大蒜、茶叶等)治疗。

3. 对于凹陷状小而深的敏感点,可调磨边缘后充填治疗。敏感区脱敏治疗,注意检查调整对颌高陡牙尖。

4. 少数患者脱敏治疗无效,伴有重度磨损且激发痛明显者,可做冠修复和(或)牙髓治疗。

5. 对患有神经症等机体应激性增高疾病的患者,建议采取相应的治疗措施。

四、护理评估

1. 健康史　常伴有造成牙本质暴露的牙体疾病,如磨损、楔状缺损或冠折等;患者可伴有神经症或处于妊娠、月经期等全身应激性增高的时期。

2. 身体状况

(1)刺激痛为主要症状,刷牙、咬硬物、酸、甜、冷、热等刺激均可引起酸痛,对机械刺激尤为敏感。

(2)伴有磨损、楔状缺损、牙折、龋病、牙隐裂等牙体疾病,或有牙龈萎缩致牙颈部暴露的情况。

3. 心理-社会状况　患者可因牙齿酸痛不适而焦虑、烦恼。

五、护理诊断

1. 疼痛　与牙齿感觉过敏或牙髓炎症有关。

2. 知识缺乏　缺乏正确的刷牙方法等相关知识。

六、护理措施

1. 术前准备

(1)物品准备:2 %氟化钠溶液、0.76 %单氟磷酸钠凝胶、75 %氟化钠甘油、15 %氯化钙溶液、50 %麝香草酚酒精溶液、直流电疗机、树脂类脱敏剂、长棉棒或数个小棉球等。

（2）向患者讲解牙本质敏感的原因、发展趋势及脱敏治疗的局限性。告知患者经脱敏治疗3次或3个疗程后,仍无明显疗效,可酌情考虑局部备洞充填、冠修复或做牙髓治疗。

2.术中护理　遵医嘱备好蘸有药液的小棉球,再提供棉卷隔湿患牙,左手持三用枪清洗并轻轻吹干牙面,右手及时吸唾,保持术区干燥,协助医生进行脱敏治疗。药液涂擦患处要有足够的时间,一般1～2 min。使用腐蚀性药物时,要注意安全,蘸有药液的小棉球不可过湿,以防药液流溢灼伤牙龈,应严格隔湿,防止药物与口腔软组织接触。

3.术后指导　嘱患者半小时后再漱口或喝水。

七、健康教育

1.指导患者正确地刷牙,避免横刷,选用软毛牙刷及磨料较细的脱敏牙膏,避免咬过硬食物。

2.夜磨牙症导致的部分牙本质暴露而产生过敏现象的患者,嘱其行脱敏或全冠修复治疗。

3.轻度牙龈萎缩引起的过敏,应指导患者及时行全口洁治及脱敏治疗。

4.若对各种刺激均极为敏感的患者,则应嘱其做脱敏治疗或充填修复。

第四节　牙髓病的护理

牙髓病是指发生在牙髓组织的疾病,是口腔科最常见的疾病之一。根据其临床表现和治疗预后,可分为可复性牙髓炎、不可复性牙髓炎、牙髓坏死、牙髓钙化、牙内吸收。

一、临床表现

1.可复性牙髓炎　主要表现为患牙无自觉疼痛,当受到冷、热、酸、甜刺激时,立即出现短暂的疼痛,去除刺激后疼痛随即缓解或消失。患牙常有楔状缺损、深龋。

2.不可复性牙髓炎

（1）急性牙髓炎

①自发性、阵发性痛。疼痛常在未受到任何外界刺激的情况下突然发作,早期呈间歇性,一般约持续数分钟。随病情发展,发作期延长,间歇期缩短,逐渐转变为持续性剧痛;

②夜间痛,疼痛往往在夜间发作,或夜间疼痛较白天剧烈;

③早期冷、热刺激均可激发患牙剧烈疼痛。若患牙正处于疼痛发作期,温度刺激可使疼痛加剧;

④疼痛不能自行定位。疼痛呈牵涉性或放射性,常沿同侧三叉神经分布区放散（如上颌牙向颞部、耳前、颧颊部放散;下颌牙向耳下、耳后、下颌部放散）,患者往往不能明确指出患牙部位;

⑤检查时探痛明显,可查及接近髓腔的深龋或其他牙体硬组织疾患或患牙有深牙周袋。温度试验时表现极其敏感。若炎症处于早期,患牙叩诊无明显不适;若炎症处于晚期,可出现垂直方向的叩诊不适。

（2）慢性牙髓炎:临床上最为常见,一般不发生剧烈的自发性疼痛,有时可出现阵发性隐痛或钝痛。患者可有长期的冷热刺激痛病史,常觉患牙咬合不适或有轻度叩痛,常可定位患牙。检查可见穿髓孔或牙髓息肉,探诊感觉较为迟钝或深探剧痛,并有少量暗红色血液渗出;若为增生性牙髓炎,可见龋洞内有红色肉芽组织,探之无痛,但极易出血。

3.牙髓坏死

(1)一般无自觉症状。

(2)牙冠可存在深龋洞或其他牙体硬组织疾患,或是有充填物、深牙周袋等;也可见有完整牙冠者,牙冠变色、无光泽。

4.牙髓钙化 一般无临床症状,个别情况出现与体位相关的自发痛,可沿三叉神经分布区放散。

5.牙内吸收

(1)多无自觉症状,可出现自发性、阵发性痛、放散痛和温度刺激痛等牙髓炎症状。

(2)内吸收发生在髓室时,牙冠可见透粉红色区域或暗黑色区。发生在根管内时,牙冠颜色无变化。

二、辅助检查

1.用牙髓活力测验器测试牙髓活力,温度试验及叩诊可帮助确定患牙。

2.X射线牙片有助于了解髓腔形态、病变的范围以及根管治疗的情况等。

三、治疗原则

1.可复性牙髓炎 避免外界温度刺激,给牙髓恢复正常提供条件。

(1)对因龋或其他牙体疾患所致的可复性牙髓炎,可行安抚治疗或间接盖髓术。

(2)对𬌗创伤所致的可复性牙髓炎,可行调𬌗处理。

2.不可复性牙髓炎

(1)急性牙髓炎

①保存活髓:对年轻恒牙的早期牙髓炎,临床上可酌情选用盖髓术或活髓切断术,尽可能保存全髓或根髓;

②保存患牙:对不宜保存活髓者或保存活髓失败者,临床上可酌情选用干髓术、根管治疗术、牙髓塑化治疗等,以保存患牙;

③严格遵循无菌、无痛的原则,急性期应先行应急治疗,以缓解症状,减轻疼痛;

④尽量保留牙体组织,恢复牙体的形态、外观与功能。

(2)慢性牙髓炎

①对症治疗:止痛,用药物或开髓减压的方法缓解患者的疼痛;

②保存正常的牙髓组织或保留患牙。保存牙髓的方法有盖髓术、活髓切断术;保存牙体的方法有牙髓塑化治疗、根管治疗术等。

3.牙髓坏死

(1)年轻恒牙也可做根管治疗。

(2)发育完成的恒牙也可做根管治疗。

(3)成人后牙可做牙髓塑化治疗。

(4)可自髓腔内进行脱色治疗。

(5)牙髓治疗后,可行牙冠美容修复。

4.牙髓钙化

(1)无症状者无需处理。

(2)根管治疗。

(3)根管不通而有根尖周病变的患牙,需做根尖手术治疗。

5.牙内吸收

(1)彻底去除肉芽性牙髓组织。

(2)根管治疗。

(3)根管壁穿通者,可先修补穿孔再做根管充填。

(4)根管壁吸收严重,硬组织破坏过多,患牙松动度大者,应予以拔除患牙。

四、护理评估

1.健康史　询问患者有无心血管疾病、内分泌系统疾病,有无过敏史;若患者曾感染过传染性疾病,如乙肝或结核,治疗时要注意防护;了解患者口内是否有未经彻底治疗的龋齿及牙周病,并询问患牙疼痛的性质、发作方式和持续时间。

2.身体状况　评估患者目前的健康状况,如评估患者脉搏、呼吸、血压等生命体征是否正常。

3.心理-社会状况　牙髓炎多由深龋引起,疼痛症状不明显时,常常不为患者重视,忽视对龋齿的早期治疗。当急性牙髓炎发作,出现难以忍受的疼痛时,患者才认识到其严重性,疼痛使患者坐卧不安,饮食难进,特别是夜间疼痛加重时,使患者难以入睡,从而导致患者出现烦躁不安的情绪及治疗时对钻牙的恐惧心理。

五、护理诊断

1.疼痛　由炎症引起的血管扩张、牙髓腔压力增加压迫神经所致。

2.恐惧　与患者惧怕疼痛、X射线检查或治疗器械有关。

3.睡眠剥夺　与急性牙髓炎夜间疼痛有关。

4.焦虑　与疼痛反复发作、咀嚼不适、牙体颜色改变有关。

5.知识缺乏　与缺乏牙髓病治疗和自我护理的相关知识有关。

六、护理措施

1.心理护理

(1)告知患者牙髓病治疗的方法、步骤,缓解患者紧张情绪。

(2)治疗前,让患者了解口腔治疗的常用器械,治疗时,护士可轻轻握住患者的手,消除其恐惧心理。

(3)治疗后,向患者提供及时有效的健康指导,使患者掌握治疗后牙齿保健的常识。

2.应急止痛治疗的护理

(1)药物止痛:遵医嘱备丁香油或樟脑酚棉球置于龋洞内可暂时缓解疼痛,同时可口服止痛药。

(2)开髓减压:开髓减压是止痛最有效的方法。在局麻下,用高速手机或探针迅速刺穿牙髓腔,使髓腔内的炎性渗出物得以引流,从而降低牙髓腔的压力,缓解疼痛。开髓前,护士应对患者进行心理安慰,稳定患者情绪,向其说明开髓的目的,消除患者恐惧心理,以取得合作。开髓后可见脓血流出,护士抽吸生理盐水,协助冲洗髓腔,遵医嘱备小棉球供医生置于龋洞内,开放引流。待疼痛缓解,再进行相应处理。

3. 保存牙髓治疗的护理 牙髓炎早期可选择保留活髓的治疗方法,如盖髓术、活髓切断术。

(1)盖髓术:盖髓术可以分为两种,即直接盖髓术与间接盖髓术。直接盖髓术是已经穿髓的盖髓术,是将盖髓剂直接覆盖于已经暴露的牙髓上;间接盖髓术是未露髓的盖髓术,是将盖髓剂覆盖于牙本质上,保存全部存活牙髓的方法。

常用的盖髓剂有:氢氧化钙、氧化锌丁香油酚、MTA。

在操作中,护士应注意患区的隔湿,医生在备洞完毕后,应准备冲洗液冲洗窝洞,并将氢氧化钙或其他盖髓剂传递给医生。术后嘱患者观察疗效,预约复诊时间,若术后出现自发痛、夜间痛等症状,则需行根管治疗。

(2)活髓切断术

1)物品准备

①口腔基本检查器械:一次性检查盘、棉卷;

②窝洞预备器械:高速及低速手机、车针、挖匙;

③药品:局麻药、1%碘酊、2%地卡因、生理盐水、氢氧化钙粉、氢氧化钙液、氧化锌丁香油酚、玻璃离子、FX;

④其他:吸唾管、气枪、5 mL注射器、2 mL注射器、无菌小棉球。

2)患者准备

①核对患者病历及患者姓名;

②安排患者在治疗椅上坐好;

③系好胸巾;

④准备漱口水;

⑤嘱患者漱口;

⑥调整椅位及灯光;

⑦遵医嘱抽取局麻药给医生,进行局部麻醉或浸润麻醉。

3)隔离唾液:在治疗全过程中必须无菌操作,协助医生用橡皮障或棉卷隔湿,并及时吸唾,保持术区干燥,防止牙髓组织再污染。

4)去除龋坏组织:待麻醉显效后,备挖匙或大圆钻给医生除去窝洞内腐质,并准备3%过氧化氢液,清洗窝洞。

5)揭髓室顶、切除冠髓:医生用牙钻揭开髓室顶,护士协助用生理盐水冲洗髓腔,备消毒药消毒窝洞,用锐利挖匙将冠髓从根冠口处切除,如出血较多备0.1%肾上腺素棉球止血。

6)放置盖髓剂:遵医嘱调制氢氧化钙等盖髓剂,覆盖牙髓断面。调拌用具(玻璃板及调拌刀)必须严格消毒,无菌操作。盖髓完成后,调制氧化锌丁香油酚暂封窝洞。术中避免温度刺激及加压。

7)永久填充:可于盖髓后即行永久充填。亦可观察1~2周,若无症状,则遵医嘱调制磷酸锌黏固剂垫底后,再用银汞合金或复合树脂做永久性充填。

8)术后指导

①术后1个月勿食过冷、过热的食物,以免刺激牙髓;

②(如治疗为前牙)嘱患儿勿用前牙咬硬食物,以免充填物脱落;

③如有疼痛、牙齿变色等情况,应及时就诊;

④按医嘱定期复查,保留病历及牙片。

4.保存牙体治疗的护理 牙髓炎晚期无条件保存活髓的牙齿可选择保存牙体的治疗。治疗方法有牙髓塑化治疗和根管治疗。

(1)牙髓塑化治疗:牙髓塑化治疗的原理是将处于液态的塑化液注满已拔除大部分牙髓的根管内,使其与根管内残存的牙髓组织及感染物质共同聚合,固定成为无害物质留于根管中,从而达到消除病原体,封闭根尖孔管,防治根尖周病的目的。

1)物品准备:除充填术使用的器械外,另备拔髓针、0.5 %～5.25 %次氯酸钠溶液、塑化剂等。

2)治疗配合

①备2 %氯亚明液供医生滴加到髓腔内后,再拔除牙髓。使用氯亚明既可消毒根管,溶解腐败的有机物,又可润滑根管,便于器械进入;

②拔髓后备冲洗液冲洗根管,如治疗前患者无叩痛体征,即可进行塑化治疗;

③进行塑化治疗前,准备好所需器械及塑化剂(常用酚醛树脂液),协助医生进行消毒、隔湿、窝洞冲洗,并保持术野清晰;

④遵医嘱配制塑化剂:塑化剂为三种液体,在进行塑化治疗时,用注射器抽取第一、第二液体单体各0.5 mL,加入第三液体催化剂0.12 mL,摇匀至发热,至呈红棕色时即可使用;

⑤选用可通达根尖1/3的根管器械,如用光滑髓针蘸取塑化剂送往髓腔,注意防止液体外溢,以避免烧伤口腔黏膜及软组织。若发现有塑化剂流到髓腔外,应立即协助医生用干棉球擦除或进行冲洗,并用碘甘油棉球涂敷患处;

⑥塑化后,调制氧化锌丁香油酚黏固剂、磷酸锌黏固剂做双层垫底,再用银汞合金或复合树脂做永久充填。

3)注意事项

①用器械向髓腔输送塑化剂时,注意不要碰触口唇、口角或滴漏在口腔软组织上;

②患牙若为远中邻面洞且龈壁较低时,协助医生用暂封材料在远中做假壁后再塑化;

③上颌牙塑化治疗时,要防止器械掉入咽喉部和药液流向咽部黏膜等事故发生;

④用注射器抽取塑化液时,所用注射器使用前应干燥,以免影响塑化剂质量,用后立即冲洗干净,以免塑化剂凝固使注射器内管无法抽出;

⑤塑化液应用棕色瓶分别存放,各液滴管口径大小要一致,否则会使调配比例不当,影响塑化效果。

(2)根管治疗术:根管治疗术是目前治疗牙髓病、根尖周病首选的有效方法。它通过彻底清除根管内的感染源,包括根管内炎症牙髓和坏死物质,扩大成形根管、对根管进行适当消毒并用充填材料进行严密充填,以去除根管内感染性内容物对根尖周围组织的不良刺激,防止根尖周病的发生或促进根尖周病变愈合。

1)适应证

①牙髓病:牙髓钙化,但治疗前提是可去除髓腔内的钙化物,通畅根管达根尖;牙内吸收;

牙髓坏死及不能保存活髓的各型牙髓炎；

②根尖周病：任何原因（包括牙髓炎继续发展、牙周炎逆行感染）引起的各型根尖周病变；

③外伤牙：牙根已发育完成，冠折且牙髓暴露者或冠折虽未露髓，但需进行全冠或桩核冠修复者；或根折患牙断根尚可保留用于修复者；

④某些非龋性牙体硬组织疾病：如氟牙症、四环素牙、重度釉质发育不全等牙发育异常需行全冠或桩核冠修复者；牙隐裂需全冠修复者；重度磨损患牙出现严重的牙本质敏感症状且脱敏治疗缓解无效者及牙根纵裂患牙需行截根术的非裂根管；

⑤牙周、牙髓联合病变患牙；

⑥因义齿需要，而行全冠、桩核冠修复者；

⑦因颌面外科手术而需要治疗的牙，如某些颌骨手术所涉及的牙；

⑧移植牙、再植牙。

2）物品准备

①口腔检查基本器械：一次性检查盘、棉卷；

②窝洞预备器械：高速及低速手机、车针、揭髓顶车针、挖匙；

③根管探查器械：光滑髓针、根管探针（DG16）等；

④拔髓器械：拔髓针；

⑤根管切削器械：各种扩孔钻和扩孔锉等；

⑥根管长度测定器械：测量尺、根管长度测量仪等；

⑦根管冲洗器械：注射器、根管超声治疗仪等；

⑧根管预备冲洗液：3％过氧化氢溶液、生理盐水、17％EDTA（乙二胺四乙酸二钠盐溶液）等，推荐使用次氯酸钠溶液（0.5％～5.25％）；

⑨根管充填器械：光滑髓针及手柄、根充侧方加压器、挖匙、酒精灯、火柴等；

⑩垫底器械：黏固剂充填器；

⑪根管消毒材料：甲醛甲酚溶液（FC）、樟脑酚（CP）、氢氧化钙等；

⑫根管充填材料：根充糊剂、氧化锌丁香油酚、牙胶尖；

⑬其他物品：充填器械、调拌器械、咬合纸、局麻药、砂轮等。

3）患者准备

①核对患者病历及患者姓名；

②安排患者就座在治疗椅上；

③系好胸巾；

④准备漱口水；

⑤嘱患者漱口；

⑥调整椅位及灯光。

4）开髓：遵医嘱抽取局麻药，药名及剂量应与医生核对；递高、低速手机及相应车针给医生；局麻下开髓，揭髓室顶；及时吸唾，保证术野清晰，减轻患者的不适感。

5）寻找根管口：调整好灯光，递根管探针（DG16），备好扩大针。

6）根管预备：寻找到根管口后，递给医生拔髓针，如拔出牙髓组织成形，递根管长度测量仪及测量尺，并记录好根管长度，递扩孔钻、扩孔锉，交替依序号递增传递给医生。如拔出牙髓组织不成形，则递15号扩孔锉给医生在根管内轻轻摇动，冲洗根管后，同上测量根管长度、扩大根管,扩大根管过程中每扩完一个号,递冲洗液给医生,冲洗根管。

7)根管消毒

①用 FC、樟脑酚消毒时,递给医生光滑髓针,用时以棉捻蘸少许药液置根管内;

②若用氢氧化钙糊剂,递给医生螺旋充填器,将药物送入根管内;专用根管内氢氧化钙封药糊剂用配套的输送器送入根管;或将含氢氧化钙的牙胶尖封入根管内。

8)根管充填:根据根管数目,按需求调配适量根充糊剂,准备牙胶尖;递消毒棉捻或吸潮纸尖给医生干燥根管;选择与主尖锉相同型号的牙胶尖,标示出工作长度协助医生试尖;递光滑髓针蘸糊剂或装毛螺旋输送器导入糊剂,随后递主牙胶尖、侧方加压器、副牙胶尖给医生并协助医生进行充填,直至填满腔隙;待充填完毕,及时递送烧热的挖匙(注意不要烫伤患者口腔组织)给医生,切断多余牙胶;最后递暂封材料给医生封闭窝洞,递湿润小棉球给医生平整局部,或进行永久充填。

9)整理物品,清洁消毒,洗手,将物品放回原处备用。

10)术后指导

①根管治疗未完成期间,窝洞内所封材料为临时充填材料,告知患者,勿用患牙咀嚼食物,刷牙勿用力过大,避免进食过硬或过黏食物,以免暂封材料脱落或患牙折裂;

②疼痛或肿胀是根管治疗术常见并发症,若术后出现轻微不适,可服用消炎止痛药缓解;若出现明显不适,应及时就诊;

③根管治疗术后,牙体组织变脆,应建议尽快进行冠修复,并嘱患者避免用患牙咬硬物,以防牙体崩裂。

5. 使用机用镍钛器械进行根管治疗的护理　机用镍钛器械根管预备是指使用特定的根管马达配合镍钛器械进行的一种根管预备方法,一般使用冠向下技术完成。用于去除根管系统感染,根管清理并使根管具有一定形状,便于冲洗和根管充填。适用于根管治疗时的根管清理和成形。目前国内常用的镍钛根管器械包括:ProFile、ProTaper、Hero、K3、PathFile 等。根管预备时,为了更好地提高工作效率,护理人员应该关注操作中的配合细节。

(1)物品准备:口腔治疗盘、橡皮障、三用气枪、高速手机、低速手机、车针、局麻药、充填器、各种扩大针、根管锉、根管长度测量仪、测量尺、机动马达、减速手机镍钛根管锉、EDTA、根管冲洗液、无菌注射器、暂封材料等。

(2)术前护理

①向患者耐心讲解治疗过程、器械的用途等,为患者做好心理疏导,消除其紧张情绪,取得其配合;

②检查机用马达电源装置、镍钛根管锉有无变形扭曲。

(3)术中护理

①安装橡皮障:协助医生迅速安装和固定橡皮障,并在橡皮障与患者皮肤之间以纱布相隔,以消除患者不舒适感,并可有效防止橡皮障引起的皮肤过敏;

②髓腔通路制备(开髓孔):根据牙位先去净腐质并适当调𬭚,用裂钻制备大致洞形,再用球钻或开髓车针循髓腔形态揭除髓室顶,DG16 探针探查根管口,确保根管口完全暴露,及时吸唾保证术区清晰,并传递各种器械;

③准备根管马达:转速调至 150～350 r/min,扭矩的设定按操作使用说明设置,根管预备过程中随时准备冲洗根管和 EDTA 凝胶,并及时吸唾,测根管工作长度,循号使用镍钛器械,

先行根管冠 2/3 的预备,然后进行根尖 1/3 的预备,同时配合采用 K 锉交替进行;

④预备达到理想号码并冲洗干燥后,根管内封入消毒药(推荐氢氧化钙糊剂),暂封;

⑤使用过的镍钛器械超声清洗后高压蒸汽消毒,并记录使用次数,建议在预备 4～5 颗磨牙后 1 弯曲根管需双倍记数,并提醒医生;

⑥根管马达应定期上润滑剂。

(4)术后护理:检查有无受损折断器械,记录镍钛器械使用次数。嘱患者治疗后,勿用患牙咬硬物并按时复诊。

6. 热塑牙胶根管充填术的护理 热塑牙胶根管充填术是利用仪器将牙胶加热软化,充填根管的过程。包括 System B 系统和 Obtura Ⅱ 系统,一般将两者结合使用。能促进根尖周病的愈合或防止发生根尖周病。适用于牙髓病变与根尖周病;牙周-牙髓联合病变;某些牙体硬组织外伤性疾病;义齿修复需要或颌面外科治疗需要等。

(1)物品准备:口腔治疗盘、橡皮障、三用气枪、高速手机、低速手机、车针、各种扩大针、根管锉、根管长度测量仪、测量尺、System B 系统和 Obtura Ⅱ 系统、各型垂直加压器、充填器、暂封材料或者永久充填材料等。

(2)术前护理:安排患者舒适就位后,讲解治疗过程,告知患者操作过程中可能出现加热引起的轻微疼痛,治疗过程中要保持体位不变,以防止烫伤或器械折断,以消除患者的顾虑和恐惧心理,取得其良好的配合。

(3)术中护理

1)主牙胶尖选择:根据根管的形态和长度,准备主牙胶尖、消毒、干燥,待医生试尖后,安排患者拍 X 射线片。

2)根管准备:递根管冲洗液,消毒根管,棉捻吸湿干燥。

3)垂直加压器的选择。

4)涂根管封闭剂,放置主牙胶尖:递螺旋充填器将根充糊剂导入根管,放置主牙胶尖,及时吸唾做好隔湿。

5)根管充填:注意在操作过程中保护好患者,防止烫伤,及时做好吸唾隔湿,保持口镜清晰。

①冠根向充填:递电携热器 System B 系统协助医生去除根管口多余的牙胶尖,根据医生加热的深度,递不同型号的垂直加压器,System B 系统和垂直加压器需由大到小交替传递给医生;

②根尖-冠方充填:递热牙胶注射仪 Obtura Ⅱ 系统,按其加压充填的注射深度递不同型号的垂直加压器。Obtura Ⅱ 系统和垂直加压器需由小到大交替传递给医生。

6)填充完毕,拍根充后 X 射线片,根据牙齿具体情况,调拌玻璃离子水门汀垫底后,再用永久性材料充填。

(4)术后护理:引导患者拍 X 射线片,检查根充效果,整理、维护器械。

7. 显微根管治疗术的护理 显微根管治疗术是目前国际上最先进的根管治疗方法,其通过借助显微器械和根管显微镜来完成根管治疗。根管显微镜能提供充足的光源和放大的根管视野,配合超声系统和显微根管治疗器械的应用,医生能够更清楚地看到根管内部细微结构,确认治疗部位,可直视器械工作端作用的方向,使临床操作更为方便,视野更清晰,为治疗提供了保障。

（1）物品准备：根管显微镜、超声治疗仪、口腔治疗盘、橡皮障、局麻药、三用气枪、单面反射口镜、低速手机、高速手机、车针、根管探针（DG16）、根管充填器、根管锉、各型超声工作头、专用冲洗针头、冲洗液、吸潮纸尖、修复材料、暂封材料等。

（2）术前护理

1）患者准备

①安排患者就座在治疗椅上；

②为患者系好胸巾；

③准备漱口水；

④嘱患者漱口；

⑤调整椅位及灯光；

⑥向患者讲解治疗意义、方法、时间、费用等，安抚患者，消除患者紧张情绪，取得其配合。

2）器械准备

①将根管显微镜移至相应区域，锁死轴轮，将主镜调节至可能需要的最低安全位置，根据医生的瞳距调节与术区的距离，调节轴臂平衡，固定视野；

②安装橡皮障：协助医生迅速安装和固定橡皮障，并在橡皮障与患者皮肤之间以纱布相隔，以消除患者的不舒适感，并可有效防止橡皮障引起的皮肤过敏。在对侧上下磨牙之间置橡胶开口器，以减轻患者长时间张口的疲劳。

（3）术中护理

①保持口镜清晰：在治疗中始终保持镜面清洁，护士应不断地用气枪轻轻吹拂口镜，并以柔软的网纱蘸 75 ％的乙醇在治疗间歇清洁口镜表面，以避免在反射口镜的镜面上留下细小划痕，影响反射效果；

②保持术野清晰：在治疗初期需要提供强力吸引，以充分、高效地排唾。在吸唾中会产生大量水雾，术中也会产生磨除的较大块的组织碎屑，因此要时刻注意避免遮挡术者镜下视野，可将弱吸管置于橡皮障下非治疗一侧的磨牙区，随时吸出唾液，保持口腔舒适。吸唾器的放置要以不遮挡术者的视野，充分、及时、高效吸引为原则。吸唾器的开口应始终朝向髓腔，或跟随冲洗针头的开口方向，这样才能迅速将根管内排出的液体、固体一并吸除；

③传递器械：根管显微镜治疗时术者的体位保持固定不动，一般情况下视线不能离开镜头，因此镜下传递器械时除遵循四手操作传递原则外，尤其要注意尽量保证器械交接的区域不变，或仅在小范围内变动，而且要保持器械的工作头朝向根尖，与牙体长轴方向保持一致，这样可使术者接过器械便能使用，也可避免刺伤术者及患者。配合时尽量分阶段准备所需器械，将器械按顺序摆放于操作区内；

④根管荡洗：根管荡洗是显微根管治疗中所特有的。护士协助医生不断吸唾，保持术野清晰；

⑤及时降温：降温是一项很重要的辅助措施，也是显微根管治疗中特有的内容。术者应用 ET20D、ET40D 或 GGBur（G 型扩孔钻）等器械进行切割的时候，容易产热，这时护士要及时地用气枪吹拂工作尖，以降低切割产生的高温，同时需要随时吹拂口镜表面，以保持镜面反射清晰；

⑥资料采集：在治疗中有时需要护士及时地通过录像系统，将有价值的治疗过程记录保存，用于医患交流或作为教学资料。护士要预先设置好录像设备，集中精力，依操作需要即刻

按动遥控器的快捷键录制,后期再行编辑整理。

(4)术后护理:整理器械,对患者进行健康指导,将显微镜各轴臂归位,移至相应区域,先关闭光源,再关闭电源,锁死轴轮,进行保养维护,套好防尘套。

七、健康教育

利用患者就诊机会,向其讲解牙髓炎的发病原因、治疗方法和治疗目的,以及牙体牙髓病早期治疗的重要性。让患者了解牙髓炎早期如能得到及时、正确地治疗,活髓可能得到保存。如牙髓死亡,牙体将失去正常代谢而变性,变得脆而易折,极易导致牙齿缺失。因此,预防龋病及牙髓病,对牙齿健康有着十分重要的意义。

第五节 根尖周围组织病的护理

根尖周围组织病是指牙根尖部及其周围组织,包括牙骨质、牙周膜和牙槽骨发生病变的总称。多继发于牙髓炎,又可继发于颌骨及颌周组织炎。根尖周组织的炎症性病变统称为根尖周炎。临床上把其分为急性根尖周炎和慢性根尖周炎,以慢性根尖周炎多见。根尖周炎与牙髓炎虽然是各自独立的疾病体系,但因牙髓病和根尖周病的病因大多相似,牙髓组织和根尖周围组织通过根尖孔密切相连,牙髓组织中的病变产物、细菌及其毒素等很容易通过根尖孔扩散到根尖周围组织,引起根尖周病。

一、临床表现

1. 急性根尖周炎

(1)急性浆液性根尖周炎

①患牙初期只轻微痛或不适、浮出、水胀,咬紧牙反而感觉舒服;继而自发钝痛、咬合痛、患牙浮起感,咬合时不仅不能缓解症状,反而会引起较剧烈的疼痛,影响进食。疼痛范围局限于患牙根部,不引起放散,患者能够指明患牙;

②患牙可见龋坏、充填体、其他牙体硬组织疾患、牙冠变色或可查到深牙周袋等;

③患牙叩痛(+)~(++),可有Ⅰ度松动;

④扪压患牙根尖部位可出现不适或疼痛,牙龈尚无明显红肿。

(2)急性化脓性根尖周炎

1)患牙自发性疼痛和叩痛剧烈,松动明显,后期邻牙也可有轻度叩痛和松动,周围软组织亦有炎症表现。临床可分3个阶段:

①根尖周脓肿:患牙自发性、持续性剧烈跳痛,伸长感加重,叩痛(++)~(+++),松动Ⅱ~Ⅲ度,根尖部牙龈潮红,轻度扪痛;

②骨膜下脓肿:病程3~5天,患牙持续性、搏动性跳痛更加剧烈,疼痛达到最高峰,患牙更觉浮起、松动,轻触患牙即觉疼痛难忍;叩痛(+++),松动Ⅲ度,根尖区牙龈潮红、肿胀,移行沟变平、扪痛并有深部波动感;区域淋巴结肿大、扪痛;下颌磨牙可伴有开口受限,严重病例可并发颌面部相应处的蜂窝织炎;患者痛苦面容,全身不适,可伴有体温升高(一般不超过38 ℃),白细胞计数增高;

③黏膜下脓肿:患牙疼痛减轻,叩痛减轻,根尖区黏膜呈局限的半球形隆起,扪诊明显波

动感,全身症状缓解。

(2)患牙可见深龋洞、充填体、其他牙体硬组织疾病、牙冠变色或可查到深牙周袋等。

2. 慢性根尖周炎

(1)无明显自觉症状,有时咀嚼不适,既往可能有过疼痛和肿胀史。

(2)患牙可见深龋洞、充填体、其他牙体硬组织疾患、牙冠变色或深牙周袋等。

(3)叩诊无痛或轻度不适,即叩痛(一)或叩痛(±),患牙一般不松动,有时可见牙龈瘘管口,偶见皮肤瘘口。

二、辅助检查

1. 急性根尖周炎

(1)急性浆液性根尖周炎

①牙髓活力测试无反应,但年轻恒牙或乳牙可能在牙髓坏死前,炎症即扩散到根尖周围组织、因而活力测试时可有反应,甚至疼痛;

②X射线检查根尖周组织影像无明显异常表现。

(2)急性化脓性根尖周炎:X射线显示根尖区硬骨板消失,或牙周膜间隙增宽,或伴有根尖周的骨密度降低。也可无明显改变。若为慢性根尖周炎急性发作者,X射线片可见有骨质破坏的透影区。

2. 慢性根尖周炎

(1)牙髓活力测试无反应。

(2)X射线片可见根尖周出现形态不同的透射区。

①慢性根尖周脓肿:透射区边界不清楚,呈弥散性不规则形;

②根尖周肉芽肿:透射区边界较清楚,呈圆形;

③根尖周囊肿:圆形、透射程度更强的破坏区,透射区边界白线清晰。

(3)根尖周致密性骨炎的X射线影像不表现为骨破坏后的透射影,而是根尖部骨质呈局限性的致密阻射影像,多在下颌后牙发现。

(4)根尖周囊肿的患牙在打开髓腔后,根管内可有清亮囊液溢出,囊液涂片镜检可见胆固醇结晶。

三、治疗原则

1. 急性根尖周炎

(1)急性浆液性根尖周炎

①评估患牙的可保留性,如不能保留可予以拔除;

②如患牙可保留或就诊当时无条件拔牙,可开髓拔髓,清除根管内容物,疏通根管,引流根尖炎症渗出物;

③对可保留的患牙,在开通根管后,最好不要将髓腔外敞于口腔中,可将根管清理、成形并封以抑菌、抗炎消毒药;如就诊当时无上述治疗条件,可短暂开放髓腔,急性症状缓解后,再完成根管治疗;

④全身应用抗生素,首选广谱抗生素和针对厌氧菌的抗生素;可应用非甾体类抗炎镇痛药缓解症状并给予必要的全身支持治疗。

（2）急性化脓性根尖周炎

①应急处理开髓,清除根管内容物,疏通根管,引流根尖脓性渗出物,开放引流;脓肿形成后需局麻下切开引流;

②在开通根管后,如有条件可将根管清理、成形并封以消毒药物,同时进行以下处理:根尖周脓肿期患牙行根尖部环钻术引流,骨膜下脓肿期和黏膜下脓肿期患牙需做脓肿切开引流;

③全身应用抗生素并给予必要的全身支持治疗;

④急性期过后予以根管治疗,如患牙不能保留应予以拔除。

2.慢性根尖周炎

（1）根管治疗:如患牙可保留,应进行根管治疗。

（2）根尖手术:慢性根尖周炎病变范围较大或根尖周囊肿较大时,单一的根管治疗已经不能治愈,需同期行根尖刮治术或根尖切除术、根尖倒充填术等,促进病变组织的愈合。由于时间限定,不能再来复诊的患者,可根管治疗与外科治疗合并一次完成。

（3）拔除牙齿:如根尖周围骨质破坏范围较大,牙松动明显,无保留价值的可选用牙拔除术。

四、护理评估

1.健康史　询问患者是否患过牙髓炎,有无反复肿痛、外伤、牙髓治疗等病史。

2.身体状况

（1）急性根尖周炎:炎症初期,患牙有浮起感,咀嚼时疼痛,患者能指出患牙,检查时有叩痛,当形成化脓性根尖周炎时有跳痛。

（2）慢性根尖周炎:多无明显自觉症状,常有反复肿胀、疼痛的病史。口腔检查可见患牙龋坏变色,牙髓坏死,无探痛但有轻微叩痛,根尖区牙龈可有瘘管。

3.心理-社会状况　急性根尖周炎患者由于患牙出现的剧烈疼痛,可产生焦虑不安的情绪。如急性期治疗不彻底可转为慢性,而慢性根尖周炎患者自觉症状不明显,又常被忽视,当患牙出现脓肿及窦道时,才促使其就诊。如果患者未坚持治疗,则会长期受本病的困扰而产生焦虑情绪。

五、护理诊断

1.疼痛　与根尖周炎急性发作,牙槽脓肿未引流或引流不畅有关。

2.口腔黏膜改变　与慢性根尖周炎引起的窦道有关。

3.体温过高　与根尖周组织急性感染有关。

4.焦虑　与疼痛反复发作、咀嚼不适、牙体颜色改变有关。

5.知识缺乏　缺乏根尖周病的预防、治疗知识。

六、护理措施

1.一般护理　嘱患者遵医嘱服用抗生素、镇痛药、维生素等药物,并注意休息及口腔卫生。高热患者多饮水,进食流质及半流质食物。

2.病情观察　观察患者根管治疗后疼痛的变化;脓肿切开后症状是否缓解,体温是否恢复;正常牙髓塑化治疗术后是否疼痛等。

3.心理护理　向患者介绍根管治疗方法、目的及步骤,以及治疗过程中可能出现的问题;做好患者的解释工作,消除其对治疗的恐惧心理,使其积极配合治疗,按时复诊,树立治愈疾病的信心。

4.开髓引流的护理　开髓引流是控制急性根尖周炎最有效的方法。协助医生在局麻下用高速手机打开髓腔,穿通根尖孔,使根尖渗出物通过根管得以引流,达到止痛,防止炎症扩散的目的。递3％过氧化氢溶液及生理盐水交替冲洗髓腔,吸净冲洗液,吹干髓腔及用消毒纸尖吸干根管,遵医嘱备消毒棉球及棉捻供医生置入髓室内,以免食物堵塞根管。窝洞不封闭,以利引流。

5.切开排脓的护理　对急性根尖周炎黏膜下或黏膜上已经形成脓肿者,除根管引流外,需同时切开排脓,才能有效控制炎症。切开脓肿前,按医嘱准备麻醉药物及器械,协助医生对术区进行清洁、消毒、隔湿准备。脓肿切开后冲洗脓腔,然后在切口处放置橡皮引流条,定期更换至伤口无脓。

6.根尖外科手术的护理

(1)适应证

①广泛的根尖周骨质破坏,保守治疗难以治愈者;

②根管钙化、根管严重弯曲或已做桩冠而未能行根管治疗者;

③大量根管充填材料超充,且有临床症状或根尖周病变者;

④由医源性、内吸收或外吸收引起的根管侧穿或牙根吸收;

⑤根管器械折断超出根尖,且根尖病变不愈者;

⑥根折伴有根尖断端移位,死髓;

⑦根管治疗反复失败,症状不消除者。

(2)物品准备

①资料准备:手术前拍患牙X射线片,了解牙根形态、病变部位及病变范围大小;

②患者准备:术前洁牙,询问过敏史、既往病史,女性患者月经期间不宜手术。应使患者身心放松,配合手术治疗;

③环境准备:手术在独立的手术间进行,术前空气消毒,手术间环境安静、舒适;

④药物准备:遵医嘱备局部麻醉药、牙周塞治剂、0.12％～0.2％氯己定、安尔碘或1％碘酊棉球。需行根尖倒充填术的物品准备:增加雕刻刀、双头银汞充填器等。必要时准备开口器、高速和低速手机及车针;

⑤手术器械:灭菌手术衣、手套、口罩、帽子、小手术包。小手术包包括刀柄及11号刀片、眼科剪刀、1号丝线、7×12圆针、牙龈分离器、骨膜分离器、骨凿、骨锉、咬骨钳、挖匙、龈下刮治器、组织镊、持针器、直纹式钳、弯纹式钳、口镜、探针、牙科镊、骨锤、强吸管、小方纱数块、手术孔巾1条等。

(3)术前护理

①使患者仰卧于手术牙椅上,充分暴露手术视野;手术器械台与术区相连,形成一个无菌区,方便手术者操作;根据治疗的需要调节椅位及灯光;

②巡回护士打开无菌手术包,洗手护士及医生穿手术衣、戴帽、戴口罩、戴手套;

③洗手护士为患者铺无菌手术孔巾。

（4）术中护理

①协助局部麻醉：递安尔碘棉球及局部麻醉药，协助医生扩大手术视野；

②术区消毒：0.12％氯己定 10 mL 嘱患者含漱 1 分钟，协助医生用 0.2％氯己定消毒棉球消毒手术区（包括患者口唇周围半径 5 cm 的范围）；

③若根尖手术在根管显微镜下进行，须注意显微镜的防护，用一次性显微镜保护套套住显微镜，在目镜、物镜处开口，用后即弃；

④切开：传递手术刀，协助医生在根尖部位切开并止血，牵拉患者唇、颊侧黏膜，使术野充分暴露；

⑤翻瓣：传递骨膜分离器，协助医生翻瓣，暴露被破坏的根尖区牙槽骨板；

⑥去骨（开窗）：传递骨凿或接上球钻的低速手机，协助医生去除部分骨块（开窗），暴露根尖病灶；

⑦肉芽肿、囊肿摘除：传递挖匙和（或）刮匙，协助医生完整刮除肉芽肿或囊肿；

⑧根尖切除：用裂钻或骨凿切除根尖 2～3 mm，传递打磨车针，协助医生修整牙根断面，并喷水；

⑨根尖倒充填：传递高速手机，协助医生在根尖部备一倒充填洞形，遵医嘱准备根充材料，倒充填后完全封闭根尖；

⑩冲洗：刮除及充填完毕后，递无菌生理盐水，协助医生充分冲洗术区，去除残余的肉芽组织和充填材料，并及时吸唾；

⑪缝合：传递持针器、缝针、缝线，协助医生进行创口缝合。缝合完毕，遵医嘱调配牙周塞治剂，敷于创口部位，保护创面，促进愈合；

⑫控制感染：手术过程严格遵循无菌操作原则，防止感染；

⑬病情观察：手术过程中，随时观察患者的反应，如呼吸、脉搏、面色及其他情况，以防发生并发症。

（5）术后护理

①手术结束后，用湿棉球擦净患者口周及面部的血迹；

②患者如有不适，可让其平卧于牙椅上，直至症状消失后方可离院；

③术后避免牵拉口唇，1 周内不可用患侧咬硬物，以使患牙得到休息。饭后用生理盐水或氯己定溶液漱口，保持口腔清洁，预防感染；

④术后 5～7 d 复诊、拆线；

⑤多食质软、高蛋白食物，增加机体抵抗力，促进创口愈合；

⑥嘱患者定期复查：术后 6 个月、1 年分别复诊拍 X 射线平片，观察根尖周组织的愈合情况。

七、健康教育

1. 指导患者采取正确的刷牙方法及其他保持口腔卫生的措施，并定期复查，巩固疗效。

2. 向患者宣传根尖周病的发病原因及危害，提高患者对本病的预防意识。

3. 对患牙髓炎、急性根尖周炎或牙槽脓肿的患者，嘱其及时治疗，并让其了解治疗步骤及治疗目的，以取得患者的配合，防止转为慢性根尖炎。

4. 告知患者开髓引流、切开排脓仅仅是缓解疼痛的应急措施。疼痛缓解后，必须继续采取去除病因的治疗方法，即根管治疗或牙髓塑化治疗，才能达到消除病因的目的。进行各项治疗时，应让患者了解治疗步骤及治疗目的，以取得患者的配合。嘱患者准时复诊，才能保证治疗的连续性，达到治疗的最佳效果。

第四章　护理质量管理

质量是医院生存与发展的基础,是医院管理工作的核心内容。护理质量是直接反映医院医疗护理技术水平、服务水平和整体管理水平的聚焦点,关系到医院的社会公众形象。护理质量管理是护理管理的主体,是运用科学、有效、严谨、完善的质量管理的原理与方法,为患者提供优质、安全服务的重要保证,是提高医院核心竞争力的重要举措。本章将重点围绕护理质量管理的相关概念、护理质量管理的标准、方法及护理质量缺陷管理进行讨论。

第一节　护理质量管理概述

护理质量是衡量医院服务质量的重要指标之一,它直接影响着医院的医疗质量、社会形象和经济效益等。在医疗市场竞争日益激烈及人们生活水平不断提高的今天,如何把握护理质量管理的重点,确保护理质量的稳步提升,提高患者的满意度,保证护理安全是护理管理者的中心任务,也是医院护理工作的主要目标。

一、质量与护理质量概念

(一)质量

质量(quality)又称"品质"。在管理学中指产品或服务的优劣程度。国际标准化组织对质量的定义是:"反映实体满足明确和隐含需要的能力的特性总和。"

(二)护理质量

护理质量(nursing quality)是指护理人员为患者提供护理技术和生活服务的过程与效果,以及满足护理对象需要的程度。它是在护理服务的实际过程和结果中表现出来的。

护理质量＝实际服务质量－服务对象的期望值

二、护理质量管理

(一)概念

护理质量管理(management of nursing quality)是按照护理质量形成的过程和规律,对构成护理质量的各要素进行计划、组织、协调和控制,以保证护理工作达到规定的标准,满足和超越服务对象需要的活动过程。

(二)护理质量管理的任务

1.建立质量管理体系　护理质量是在护理服务活动过程中逐步形成的。护理服务过程中影响质量的要素要处于受控状态,必须建立完善的护理质量管理体系,明确规定每一个护理人员在质量管理工作中的具体任务、职责和权限。只有这样,才能有效地实施护理管理活动,保证护理服务质量的不断提高。护理服务管理体系属于医院质量管理体系的一部分,应与医院质量管理体系同时建立。

2.进行质量教育　质量教育是护理质量管理的一项重要的基础工作。首先护理管理者应加强全体护理工作者的质量教育,不断增强质量意识,树立质量第一,一切以患者为中心的思想;其次使护理人员认识到自己在提高质量中的责任,明确提高质量对于整体社会、医院的重要作用,自觉地掌握和运用质量管理的方法和技术,提高管理水平和技术水平,不断提高护理工作质量。

3.制定和更新护理质量标准 质量管理的核心是制定标准,护理质量标准是衡量护理工作优劣的依据。随着医疗技术的不断进步,应结合临床实际情况不断更新护理质量标准。只有先进的、科学的、系统的护理质量标准才能达到规范护理业务技术,提高护理质量和护理管理水平的目的。

4.进行全面质量控制 质量控制是质量管理的手段。按照护理质量管理标准对影响护理质量的各要素和各环节进行全面的质量控制。护理质量控制要以全面性、预防性为主,以事后把关为辅,保证护理工作的顺利进行。

5.评价与持续改进护理质量 持续质量改进是质量管理的灵魂。持续质量改进是指为了增强组织满足服务对象需求的能力所开展的质量改进的循环活动。它更注重过程管理、环节质量控制,而评价恰好贯穿于质量管理工作的全过程,能够更有效地发现并解决问题,使质量管理按照 PDCA 循环,一环扣一环的循环往复、螺旋上升,力争使护理质量得到持续改进。

三、护理质量管理的原则

（一）以患者为中心的原则

患者是医院医疗护理技术服务的中心,提高患者的满意度是护理质量管理的最终目的。坚持以患者为中心是护理质量管理的首要原则。为此,无论是临床护理工作流程设计、优化,护理质量标准的制定,还是为患者提供基础和专业技术服务,都要提高护理质量,时时刻刻为患者的需要和安危着想,维护患者的根本利益。

（二）预防为主的原则

护理质量管理必须坚持预防为主的原则,注重护理质量产生、形成和实施全过程的每一个环节,要从事后把关转移到前馈控制,做到未雨绸缪,防患于未然。护理质量管理者要树立"三级预防"的观念:一级预防,即消除发生质量问题的潜在危险因素;二级预防,即把质量问题消灭在萌芽状态;三级预防,即减少质量问题的不良影响和损害。

（三）系统管理的原则

用系统论的观点认识和组织质控活动,对护理质量产生、形成和实施的整体过程、相互联系相互影响的各要素之间的关系以及整体与要素之间的关系都要予以科学把握,达到整体优化的目的。

（四）全员参与的原则

护理质量的提高不仅仅需要正确地领导,更需要层层管理,人人负责,即全员参与。护理部设立护理质量目标,拟定质量标准,制定质量控制计划、管理制度,实施质量素质教育和质量检查测评。科护士长、护士长抓质量标准的落实,贯彻实施各项规章制度和护理操作常规,护士全员注重自我控制。只有充分发挥每一名护士的积极性、主观能动性、创造性和团队精神,才能从根本上提高护理质量。

（五）质量标准化的原则

质量标准化是质量管理的基础和法规,它可使护士在为患者提供护理服务时有章可循、有据可依,使得护理质量管理科学化、标准化、规范化。护理质量标准包括建立各项规章制度、各级人员岗位职责、各种操作常规、各类工作质量标准和质量评价标准等。

（六）数据化管理的原则

事实和数据是判断、认知质量的重要依据,护理管理者通过运用统计技术对护理质量要素、产生、形成和实施结果进行测量和监控,从而分析、比较不同质量控制方案的优劣。这也就要求在制定护理质量标准时,尽可能把它数据化,以便于统计处理。一切用数据说话,不做主观臆断,体现了质量管理的科学性。

（七）持续改进的原则

质量改进是质量管理的灵魂。持续改进是指在现有服务水平的基础上,不断提高服务质量及管理体系有效性和效率的循环活动。首先,广大护理人员及管理人员要有敏锐的观察能力、分析能力和反省能力,不断地发现问题、提出问题、解决问题。其次,各级护理人员及管理人员要有追求卓越的质量意识,以达到持续质量改进的目的。

第二节　护理质量管理的标准和方法

标准是衡量客观事物的准则,是一种权威性的规定。护理质量管理标准是护理管理的重要依据和核心,它不仅是衡量护理工作优劣的准则,也是指导护士工作的指南,是护理服务质量的保护和促进因素。在质量管理中,只有依照标准,才能使管理科学化、标准化、规范化。

一、护理质量管理的标准

（一）护理质量标准化的相关概念

1. 标准（standard）是衡量事物的准则,是共同遵守的原则或规范,是对需要协调统一的技术或事物所做的统一规定。它以科学技术和实践经验为基础,经相关方面协商同意,由公认的机构批准,经特定的形式发布,具有一定的权威性。

2. 标准化（standardization）是指为在一定的范围内获得最佳秩序,对实际的或潜在的问题制定共同和重复使用规则的活动,即制定、发布及实施标准的过程。这种过程不是一次完结,而是不断循环螺旋式上升的,每完成一次循环,标准水平就提高一步。

3. 标准化管理（management of standardization）是制定标准、贯彻执行标准以及修订标准的组织和控制的过程。

4. 护理质量标准（nursing quality standard）是依据护理工作内容、特点、流程、管理需要、护理人员及服务对象的特点和需求制定的护理人员应遵守的准则、规定、程序和方法。

（二）护理质量标准的分类

长期以来,我国医院管理质量指标中,没有独立、系统地反映护理工作质量的指标体系,随着护理学科的发展和医院分级管理评审的要求,护理质量标准体系在不断探索和研究的基础上逐渐形成。特别是 20 世纪 90 年代以来,一些医院通过 ISO9000 国际质量认证,使医院护理质量标准体系上升到一个全新的层次。

1. 根据管理过程结构,护理质量标准分为三大类　要素质量标准、环节质量标准、终末质量标准。

（1）要素质量标准:要素质量是指构成护理工作质量的基本要素。要素质量标准既可以是护理技术操作的要素质量标准,也可以是管理的要素质量标准。如:医院的机构设置、设施的功能、仪器的性能、护理人员的数量和质量以及各项工作制度与标准等。

（2）环节质量标准:也称为过程质量标准,是各个要素通过组织管理所形成的各项工作能力、服务项目及其工作秩序或工序质量。如：各科室护理质量标准、护理病历书写质量标准、护理安全质量标准、基础护理质量标准等。

（3）终末质量标准：终末质量是患者所得到的护理效果的综合质量。如：住院患者压疮发生率、基础护理质量合格率、差错事故发生率、出院患者健康教育覆盖率等。

2.根据使用范围，护理质量标准分为四大类　护理技术操作质量标准、护理文件书写质量标准、临床护理质量标准和护理管理质量标准。

二、护理质量管理的方法

护理质量管理的常用方法有 PDCA 循环、品管圈、QUACERS 模式、临床路径等。其中 PDCA 循环和品管圈在临床运用较广。

（一）PDCA 循环

美国护理质量管理专家戴明博士 1954 年根据信息反馈原理提出的"PDCA"质量管理循环程序又被称之为"戴明循环"。PDCA 循环在管理活动中，为提高护理质量和管理效果要进行计划（plan，P）、实施（do，D）、检查（check，C）、处理（action，A）四个阶段的循环质量管理。

1. PDCA 循环的步骤　每一个 PDCA 循环包括四个阶段八个步骤。如图 4-1 所示。

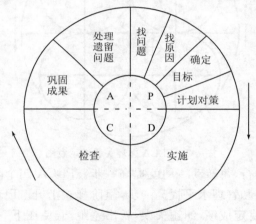

图 4-1　PDCA 环的八个步骤

（1）计划阶段：计划阶段包括制定质量方针、目标、措施和管理项目等计划活动。这一阶段分为四个步骤：第一，调查分析质量现状，找出存在的问题。第二，调查分析产生质量问题的原因。第三，找出影响质量的主要因素。第四，针对主要原因，拟定对策、计划和措施。

（2）执行阶段：执行阶段是管理循环的第五个步骤。第五，按照拟定的质量目标、计划、措施具体组织实施和执行。

（3）检查阶段：是管理循环的第六个步骤。第六，把执行结果与预定目标进行对比，检查计划目标的执行情况，判断是否达到预期的结果。

在此阶段，应对每一项阶段性实施结果进行全面检查，注意发现新问题、总结经验、分析失败原因，以指导下一阶段的工作。

（4）处理阶段：包括管理循环的第七、八两个步骤。第七，总结经验教训，将成功的经验形成标准，将失败的教训进行总结和整理，记录在案，以防再次发生类似事件。第八，将不成功和遗留的问题转入下一循环中去解决。

2. PDCA 循环的特点

(1)系统性:PDCA 循环作为科学的工作程序,四个阶段是一个有机的整体,缺少任何一个环节都不能取得预期效果。这四个阶段具有完整性、统一性和连续性的特点。比如计划不周,会给实施造成困难;有工作布置却无检查,结果可能会不了了之;未将没有解决的问题带入下一个 PDCA 循环,工作质量只会在低水平上重复,不会有进一步的提高。

(2)关联性:大环套小环,互相促进。PDCA 循环适用于各项管理工作和管理的环节,各部门根据医院制定的方针目标,都有各自的 PDCA 循环。各个循环间相互影响,相互联系。比如护理部是一个大型的 PDCA 循环,科护士长是一个中型的 PDCA 循环,各护理单位,如病区、手术室等又是一个小型的 PDCA 循环。大环套小环,直至把任务落实到每一个人;反过来小环保大环,从而推动质量管理的不断提高。各级小环都是围绕着提高护理质量的总目标朝着同一个方向转动。如图 4-2 所示。

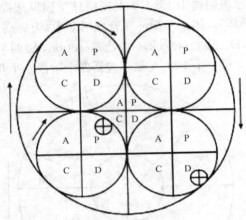

图 4-2　PDCA 循环关联性示意图

(3)阶梯性:阶梯式运行,每转动一周就提高一步。PDCA 四个阶段周而复始地运转,每循环一圈就要使质量水平和管理水平提高一步,呈阶梯式上升。PDCA 循环的关键在于"处理阶段",就是总结经验,肯定成绩,纠正失误,找出差距,避免在下一循环中重复错误。每一次循环都会有新的目标,解决新的问题,进而使质量提高一步,再将未解决的问题带入下一个循环,再次制定新的目标,解决新的问题,从而保证质量呈阶梯状不断提高。如图 4-3 所示。

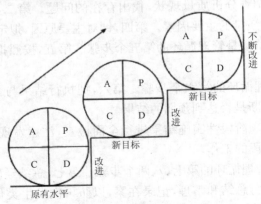

图 4-3　PDCA 循环阶梯性示意图

（二）品管圈

1.概念　品管圈（QCC）就是由相同、相近或互补性质工作场所的人们自动、自发组成数人一圈的小圈团体（又称 QC 小组，一般 6 人左右），全体合作、集思广益，按照一定的活动程序来解决工作现场、管理、文化等方面所发生的问题及课题。它是一种比较活泼的品管形式。目的在于提高产品质量和提高工作效率。

2.品管圈基本要素

（1）成员：圈员、圈长、辅导员各司其职，共同合作。

（2）圈名：由圈员达成共识命名的品管圈的名称。

（3）圈徽：由圈员设计的品管圈的标志。

（4）圈会：即品管圈的活动。

（5）成果：即品管圈活动报告书。

3.品管圈基本步骤　即主题选定、拟定活动计划书、现状把握、目标设定、解析、对策拟定、对策实施及检讨、效果确认、标准化、检讨与改进。

（1）主题选定：①找到问题点的方向：结合部门工作目标，从品质、成本、效率、周期、安全、服务、管理等方面，找到现状与标准或期望之间的差距，即遇到了问题；②选定主题：每位圈员提出 2～3 个问题点，并列出问题点一览表。以民主投票方式产生活动主题；③确定题目名称：名称"三项元素"：动词＋名词＋衡量标准。例如降低留置导管感染率。

（2）拟定活动计划书：制定活动计划及进度表，并决定适合每一个圈员的职责和工作分工。品管圈步骤 1～6 占全部计划时间的 30 ％，步骤 7 占 40 ％，步骤 8～9 占 20 ％，步骤 10 占 10 ％。活动计划表交 QCC 推行委员会备案存档。

（3）现状把握：这一阶段分为四个步骤：①将现场工作充分掌握，绘制流程图；②把握"三现原则"，即到现场、针对现场、做现场观察。制定易于数据收集、整理的查检表，收集的数据一定要真实、可靠；③把现实与标准的差距，不对的地方与变化，加以观察记录；④归纳出本次主题的特性，常用柏拉图进行表示，找出主要原因，把握重点。

（4）目标设定：明确目标值并和主题一致，目标值尽量要量化，从实际出发，既有挑战性，又有可行性。可使用"5W2H"确定目标。

目标值＝现状值－（现状值×改善重点×圈能力）

（5）解析：在圈会上针对选定的每一关键项目，运用脑力激荡法展开特性要因分析。找出主要影响因素，主要因素要求具体、明确且便于制定改善对策。会后要落实责任人对主要因素进行验证、确认。

（6）对策拟定：根据上次圈会把握重要原因和实际观察、分析、研究的结果，按分工的方式，将所得的对策一一提出讨论，判断对策是否可采行，并将圈员分工，最终整理成详细具体的方案。制定出具体的步骤、目标、日程和负责人，注明提案人。

（7）对策实施及检讨：圈长将对策实施计划及合理化建议报部门主管或经理批准后实施。对所实施的对策，由各圈员就本身负责工作做出报告，顺利者给予奖励，有困难者加以分析并提出改进方案和修改计划。各圈员均需对所提出对策的改善进度进行反馈，并收集改善后的数据。

（8）效果确认：效果确认分为有形效果确认及无形效果确认。

1）有形效果确认：是直接的、可定量的、经过确认的效果。其中改善的经济价值尽量以每年为单位，换算成具体的数值。另外还有目标达成率与进步率，计算公式如下：

$$达成率＝(改善后数据－改善前数据)÷(目标设定值－改善前数据)×100\%$$
$$进步率＝(改善后数据－改善前数据)÷改善前数据×100\%$$

2)无形效果确认:是间接的、衍生的、无形的效果。

(9)标准化:为使对策效果能长期稳定的维持,标准化是品管圈改善历程的重要步骤。应把品管圈有效对策纳入公司或部门标准化体系中。

(10)检讨与改进:任何改善都不可能十全十美的、一次性的解决所有的问题,总还存在不足之处。找出不足之处,才能更上一个台阶。按照 PDCA 循环,品质需要持续改善,所以每完成一次 PDCA 循环后,就应考虑下一步计划,制定新的目标,开始新的 PDCA 改善循环,选定新的品管圈主题。

(三)PDCA 循环与品管圈的关系

PDCA 循环与品管圈的关系如图 4-4 所示。

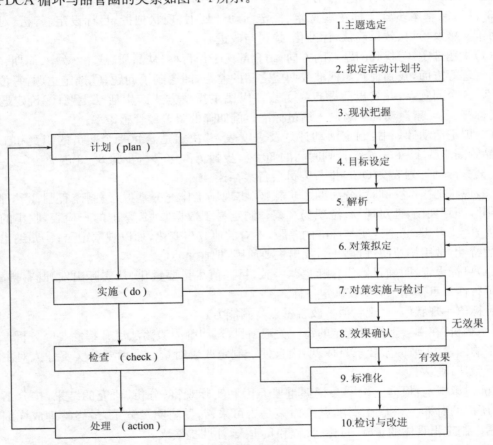

图 4-4　PDCA 循环与品管圈的关系示意图

第三节　护理质量缺陷管理

在护理工作中,一切不符合护理质量标准的现象都属于质量缺陷。由于各种原因导致令人不满意的现象与结果发生,或给患者造成损害统称为护理质量缺陷(nursing quality defect)。护理质量缺陷常见的形式有:护理纠纷、护理差错、医疗事故。

一、相关概念

（一）护理纠纷

护理纠纷（nursing dispute）是护理质量缺陷中最轻微的表现形式,它指的是患者或其家属对护理过程、内容、结果、收费、服务态度等不满而发生的争执,或对同一护理事件护患双方对其原因及结果、处理方式或轻重程度产生分歧而发生的争议。

（二）护理差错

护理差错（nursing error）是指凡在护理工作过程中由于责任心不强、粗心大意、不按规章制度和技术操作规程办事发生差错,对患者产生直接或间接影响,但未造成严重不良后果者。护理差错是临床常见的护理质量缺陷。

（三）医疗事故

医疗事故（medical accident）指医疗机构及医务人员在医疗活动中,因违反医疗卫生管理法律、行政法规、部门规章和诊疗护理规范、常规,过失造成患者人身损害者。

根据《医疗事故处理条例》医疗事故分为四级:

一级事故:造成患者死亡、重度残疾的;

二级事故:造成患者中度残疾、器官组织损伤导致严重功能障碍的;

三级事故:造成患者轻度残疾、器官组织损伤导致一般功能障碍的;

四级事故:造成患者明显人身损害的其他后果的。

二、护理差错分类

护理差错分为一般差错和严重差错。一般护理差错是指在护理工作中由于责任或技术原因发生的错误,造成了患者轻度身心痛苦或无不良后果。严重护理差错是指在护理工作中,由于责任或技术原因发生错误,虽给患者造成了身心痛苦或影响了治疗工作、延长了治疗时间,但未造成严重后果或构成事故。

三、护理差错评定标准

（一）一般护理差错评定标准

1.违反各项护理工作的操作规程,质量未达到标准要求,增加患者痛苦,但尚未造成不良后果 如监护失误;静脉注射外渗、外漏,面积未达到 3 cm×3 cm 者;无菌技术操作不熟练,或物品灭菌不彻底造成患者轻度感染者。

2.各种护理记录不准确,未影响诊断治疗者病危患者无护理计划者。

3.不认真执行查对制度,但尚未造成不良后果 如打错针、发错药（一般性药物）,未发生任何反应,无不良后果者;标本留取不及时或留取方法不正确,但尚未影响诊断治疗者。

4.各种检查前准备未达要求,但尚未影响诊断 如错（漏）发治疗饮食或禁食患者误给饮食致使患者检查、诊断、治疗延误 3 d 以上者;术前备皮刮破皮肤或误给饮食,影响手术按时进行者。

5.执行医嘱不及时,但未影响治疗 如抄错、抄漏医嘱（含整理医嘱）已执行,造成治疗错误,但未引起不良后果者;错漏重要治疗一次或一般性治疗超过 3 d 者;将激素、抗生素、特效药投药时间提前或推后 2 h 者。

6.未构成严重差错的其他护理方面的错误 如因管理不善,致使在急诊抢救工作中,发生抢救器材失灵,未造成不良后果者;喂奶时抱错婴儿,或护理不周发生婴儿臀部轻度糜烂者。

(二)严重差错评定标准

1.违反各项护理工作的操作规程,尚未造成严重后果 如护理措施未落实,发生非难免性Ⅱ度压疮者;实施热敷时造成二度烫伤、面积不超过体表 0.2 %者;监护失误、引流不畅、未及时发现影响治疗者;静脉注射外渗、外漏面积达 3 cm×3 cm 以上,局部坏死者;违反无菌技术操作,造成患者严重感染者;输血时污染血液或因加入药物发生溶血、凝血或输血瓶内掉入异物影响治疗抢救,造成浪费者。

2.各种记录有遗漏或不准确影响诊断治疗者。

3.执行查对制度不认真,打错针,发错药,给患者增加痛苦 如易过敏药物,错注入或未按规定做过敏试验,未产生严重后果者;输液输错患者、药物、剂量或输入发霉、变质、过期液体,未发生严重后果者;输错血未造成不良后果者;错发患者的治疗饮食或禁食患者误给饮食造成不良后果者。

4.手术常见的严重护理差错 如术前未做准备或术前准备不合格而推迟手术,尚未造成严重后果,致使手术停顿时间达 30 min 以上者;为寻找敷料、器械、致延误关胸、关腹、关颅时间达 20 min 以上者(体外找到为护士差错、体内找到为医师差错);手术时体位不当,造成轻度压伤或功能障碍,短期内能恢复者;接错手术患者或摆错手术体位,在消毒皮肤时发现者。

5.执行医嘱不及时,影响治疗但未造成严重不良后果者。

6.构成严重差错的其他护理方面的错误 遗失检查标本影响诊断治疗者;护理不当发生坠床、窒息、昏倒造成不良后果者;未遵守值班、交接班制度或擅离职守,患者病情发生重要变化没有及时发现和处理者;产妇出院时抱错婴儿,经发现及时换回者。

四、护理质量缺陷的常见原因和管理

(一)护理质量缺陷的常见原因

1.环境因素 医院的环境与患者生理、心理的舒适及整个就医过程的安全有着密切的联系。医院的基础设施、病区物品的配备和放置、危险品的管理及使用、病区的治安管理等不安全的因素亦是护理质量缺陷发生的客观原因。

2.护理人员因素 部分护理人员法制淡薄,特别是年轻护士缺乏法律知识教育,往往护龄和职称越低,差错的发生率越高;护士安全意识不够,不能有效地自觉维护护理安全;护士缺乏责任心,工作粗心大意,容易忽视操作中的细节问题,导致护理工作不到位、不及时,影响了护理效果;护士缺乏"慎独"精神、职业道德,抱有侥幸心理,违反护理技术操作规程,不能将每一个护理环节做到标准化、规范化、精细化;护士的专业知识薄弱,临床经验不丰富,操作技术不熟练,危重患者病情变化未能及时发现或对病情发展缺乏预见性。

3.患者因素 随着信息咨询网络的发展,患者的维权意识不断增强;部分患者因受教育水平的限制,素质不高,对护士不尊重;患者及家属对医院期望值过高,对患者病情的恶化不理解及所承受的经济压力,容易引发护患冲突,导致护患纠纷。

4.护理管理者因素 护理管理者是护理质量控制的实施者,如果在日常管理工作中疏于管理、管理重心偏移、质量标准落实不到位、人员配备不合理、缺乏人性化管理的激励机制等

均会导致护理缺陷的发生。

(二)护理质量缺陷管理

1. 给患者提供舒适、安全、安静、整洁的就医环境 保证医院的基础设施、病区物品的配备齐全,消除环境中的各类不安全的因素。

2. 提高护士的法律意识 加强护士法律安全教育,建立健全各项规章制度并落实。

3. 加强护士素质教育 做到"三热爱、一奉献",即热爱祖国、热爱人民、热爱伟大的护理事业,为人类健康服务的奉献精神;培养良好的职业道德,使其具有诚实守信的品格和较高的"慎独"修养,高度的责任心和同情心;提高科学文化素质及专业素质修养,加强业务技术学习,具备夯实的理论基础、熟练的操作技术、敏锐的观察能力、机智灵活的应变能力、综合分析解决问题的能力和良好的评判性思维与循证护理的严谨的工作方法。

4. 增加护患交流与沟通 护士应注意自己的言行举止,学会与患者及家属"共情",及时就病情的相关知识进行健康教育,缓解患者的不良情绪,有效避免护理质量缺陷的发生。

5. 加强管理、落实质量缺陷管理制度 护士长排班时应注意新老搭配、以老带新,做好"传、帮、带、教";定期进行护理质量相关培训与考核,落实激励措施;建立护理缺陷分析讨论机制等。

第四节　治未病科护理工作管理

治未病科是医院的重要组成部分,治未病门诊就诊患者病种不一,要求不同,是患者接受检查和治疗的主要场所。为保证门诊护理工作任务的完成,特订立本管理规定。

一、组织管理要求

1. 结合治未病科门诊工作特点,应健全各项规章制度,维持就诊秩序。

2. 对患者要态度热情,服务周到,耐心解答就诊患者提出的问题。并向候诊患者介绍门诊各科室及辅助科室的位置,有关制度和手续等,使患者方便就诊。

3. 治未病科应建立群众意见本,须认真倾听和处理患者的意见。

二、业务管理要求

1. 严格执行消毒隔离制度,遵守无菌操作规程,防止交叉感染。门诊各科诊察室、治疗室、注射室、候诊室及门诊大厅,定时进行空气消毒,诊查床、桌、凳及地面每天要做清洁、消毒处理。

2. 在诊疗过程中,应严密观察病情。如发现病情变化,须及时与医师联系,予以处理。

3. 严格遵守岗位责任制,按操作规程进行一切诊疗工作,防止差错事故发生。

4. 治未病科科普宣传工作:

(1)在候诊室作专题宣传,利用看录像、听录音、听讲课的形式宣传医疗卫生知识。利用健康教育宣传栏,根据不同季节,针对常见病、多发病和各科疾病特点,讲解防病知识。

(2)设咨询台,解答患者提出的问题。

第五章 护理风险管理

第一节 护理风险概述

护理行为是医疗行为的一个重要有机组成部分，又是医疗行为的外在表现。因此，医疗行为所伴随的风险往往与护理行为难以分开，护理风险是医疗风险的一部分，伴随着护理工作的各个环节。

一、护理风险的相关概念

护理风险是指医疗领域中因护理行为引起的遭受损失的一种可能性。护理风险是一种职业风险，即从事医疗护理服务职业，具有一定的发生频率并由该职业者承受的风险，包括经济风险、技术风险、法律风险、人身安全风险等。

与医疗风险、护理风险密切相关的是不良事件和护理差错。

1.不良事件 不良事件是与医疗处置相关的损害。不良事件中许多是由医疗差错导致的，医疗差错导致的不良事件又称为可预防的不良事件。伤害事件并非因为原有疾病本身，而是由于医疗行为造成患者死亡、住院时间延长，或在离院时仍带有某种程度的残障。

2.护理差错 护理差错是指未能完成既定的治疗方案（执行差错），或采用了错误的治疗方案（方案差错）。护理差错在护理工作中比较多见，不是所有的护理差错都可以导致对患者的损害，只有少数护理差错会造成患者的人身损害，影响疾病的治疗。如果护理差错造成患者人身损害，符合《医疗事故处理条例》及《医疗事故分级标准》的规定，才会构成医疗事故。

二、医疗安全与患者安全

医疗安全是指在医疗服务过程中，不发生意外伤害。与医疗风险相对，在医疗风险降低的前提下就会实现医疗安全。

患者安全与医疗安全是同义词，因为医疗安全的核心和目的就是患者安全。患者安全对于健康照护过程中引起的不良结果或伤害所应采取的避免、预防与改善措施，这些不良的结果或伤害，包含错误、偏误与意外。

三、护理风险管理的概念

在医院作业的范畴中，就患者安全领域而言，护理风险管理是指医院采取必要的措施预防及降低因意外伤害或药物损失所造成财务损失或威胁的自我保护行为，是指患者、医护人员或医院的经营体蒙受损失或损害的可能性。在人类行动不确定的状态下日常发生问题的结果，或者是没有把握意识决定和解决的时机时，都可能会导致生命或经济的损失，又或者是忽略了伦理观念或信念，丧失工作使命感与执著心，在这种状态下，就会发生医疗失误或事故。在考虑护理风险时，必须要重视人为因素的定义。

四、护理风险产生的原因

护理风险产生的原因是多方面的,概括起来主要有以下六个方面:

1.来自于患者本身的风险　护理风险很大程度来自于患者本身,包括患者的身体健康因素(抵抗病痛、创伤的能力)、人体的解剖因素(组织、器官结构的变异)以及疾病综合因素(是否有其他疾病及合并症、并发症)等,都影响到医疗行为的成功与效果。

临床实践中,经常遇到这样的情况,同样疾病的两个患者被收治于同一个病房,结果两人的结局却大相径庭,甚至截然相反。就是由于患者自身因素影响着医疗行为的效果,也影响着护理人员制定诊治方案。

患者本身的风险的另一个表现就是同样的疾病在不同患者身上表现千差万别,有的患者表现出典型症状,有的患者却没有明显的特征性症状,还有的患者可能表现出变异症状、容易与其他病症混淆的症状,从而影响诊治。

此外,患者的经济能力和患者及其家属的决策等,也是影响护理风险的重要患方因素。

2.疾病的自然转归　疾病的发生、发展和转归都有一定规律,不以患者和护理人员的意志为转移。在疾病发生早期,症状不明显,容易造成误诊。

有的细菌在药物使用过程中造成耐药性,有的病理组织在药物使用过程中产生了抵抗性,从而使药物变得无效,并且难以找到有实质疗效的药物进行治疗。有的疾病,如恶性肿瘤,已经发展到了晚期,肿瘤细胞广泛转移至全身多器官,手术难以切除病灶,肿瘤细胞对正常组织、器官的侵犯严重,从而变为不治之症。

3.现有科学技术的局限性　科学技术的发展是无限的,永无止境。在某一特定阶段、特定地域,科学技术的发展是有限的,不可能包罗万象,也不可能解决所有问题,医学也是如此。现代医学科学虽然有了很大的发展,但是,由于人体的特异性和复杂性,难以完全预测,人们对许多疾病的发生原理尚未认识,因而现代医学科学的诊疗技术不可能包治百病。而这些情况的出现纯属意外。

比如现在仍然有很多疾病,如狂犬病、艾滋病、晚期恶性肿瘤等,虽然人们对其病因学研究已经比较透彻,但是仍然没有治疗良方。而有些疾病,如传染性非典型性肺炎,人们对其的病因、流行病学机制、病原学等问题还停留在十分肤浅的水平上。

4.护理人员的认知局限性　医学是建立在人体形态学基础上的科学,护理人员的临床经验是建立在对大量病例的直接观察和诊治的动态体会之上,因而医学是一门经验学科,护理人员的临床经验直接影响其诊疗水平。可以说护理人员的临床经验直接影响其对病症的认知和判断力,直接影响其对疾病的诊断和确定施治方案。影响护理人员认知能力的因素很多,包括护理人员本身的主观因素、身体因素、情绪因素,也包括环境因素和患者的情绪和疾病因素。

护理人员的认知局限性的另一方面,是医学科学对某种病症就没有任何认识,或者护理人员本身对疾病没有见过,可能是新的疾病,也可能疾病的发生具有特殊的条件或者只发生在特定的地域。临床上,对于少见病,能够认识的护理人员只有少数;对于罕见病,能够认识的护理人员则属凤毛麟角。

检测手段的限制也是制约护理人员认知能力的重要因素。

5.医疗器械、药品、血液等带来的风险　护理人员的诊疗技术和水平再高,也需要凭借一些现代医疗仪器设备、医疗器械、医疗药品和其他医疗辅助物品,才能够充分诊治疾病。但是,这些人们开发研制的医疗辅助设施和物品,本身对人体就有危害,或者有产品缺陷,因而在使用它们的时候,也存在很大的风险。

医疗辅助检查设施,虽然对于大多数病症可以提供有效的检查结果,但仍然有假阳性、假阴性的结果出现,辅助检查仍然有漏诊、误诊的可能。

医疗器械是一种工业产品,使用工业材料和加工工艺并且批量生产,对产品的检验、检查不可能是逐一进行的,而是批量检测,因而可能存在质量缺陷的漏检。

药物与毒物没有质的区别,只有量的区别,再好的药物,用的时机不当、剂量过大,就可能成为毒物。药品的毒物作用在医疗上也是难以避免的一个客观存在的风险。

临床使用的血液及血液制品,由于其采集于其他"健康"人体,在对献血员进行体检时,客观上存在一定的漏检率,像通过血液传播的丙型肝炎、艾滋病等,还存在检测的"窗口期",因而看似"健康"的血液,却存在传播疾病的可能和风险。

6. 管理因素 管理因素是指医院在医院整体协调管理、人力资源管理、设备环境管理、安全保障制度的建设等方面的因素,直接或者间接给患者或护理人员造成的损害。目前,我国各级各类医院的临床一线普遍存在护理人员缺乏、医护人员比例倒置,必然会造成护理人员的护理负荷加重、护理不到位的情况,随时都存在护理安全隐患。

五、护理风险的正确评估

护理人员实施医疗行为之前应充分估计医疗行为可能面临的各种风险,护理人员预测医疗行为风险是通过责任护士的评估、具体执行护士的观察、上级护理人员查房指导等环节来实现的。护理人员决定对患者实施护理行为之前,应当对特定患者实施特定护理操作所面临的各种风险和利弊有一个全面和科学的判断,这种判断的准确性是护理操作成功的基本保证。护理人员正确判断护理操作所存在的种种风险,是以其医疗技术、经验水平、责任心以及护理人员对患者疾病状况和身体状况的准确把握为前提的。

评估护理操作所带来的风险,一般包括以下三个层次:

1. 护理操作中的一般风险 护理操作中的一般风险是指所有护理操作都将面临的风险,是护理中普遍存在的问题,具有共性,因而是所有护理操作都必须重视和严格防范的问题。如无菌操作防止感染的问题,三查八对以防止护理出错的问题。

2. 具体护理操作的风险 就某一具体护理操作而言,由于具体的护理操作需要达到特定的护理目的,涉及患者身体特定部位或者有特定的技术风险,如输液要防止输入患者静脉中的液体混入空气、防止输入液体回流等。每一个具体的护理操作,既有其技术要领,也有其经常出问题的薄弱环节,分析、评估清楚这些风险,让护理人员牢记并在实际工作中谨慎注意,可以有效避免护理风险发生。

3. 针对具体患者的特殊风险 主要是患者的个人身体状况、其他疾病、既往损伤和治疗对患者的影响,因人而异,需要具体情况具体分析。

针对具体患者特殊风险的预测,主要取决于护理人员对患者的健康状况掌握程度。比如未成年患者,其在输液中可能会出现不配合输液的情况,因而容易出现输液针脱落、液体渗漏等情况,必须要向陪床家属交代相关风险和防范对策。智力正常的成年患者这种风险发生的概率就很低。

第二节 门诊护理风险与管理

门诊在为患者实施分诊、送诊、治疗或抢救过程中,因就诊人次较多,病种复杂,诊治时间短等因素,容易导致一些失误,进而引发医疗纠纷,甚至诉讼。这种情况对护理服务工作提出了更高的要求。

一、注射、输液过敏反应的风险与管理

（一）常见原因

对某些生物制品、药物过敏,或接触过敏原。

（二）风险表现

1. 皮试时、皮试后出现皮疹、荨麻疹、瘙痒、变态反应性休克。

2. 输液中突然胸闷、气短、面色苍白、冷汗、发绀、血压下降、脉搏细弱、烦躁不安,甚至昏迷、尿便失禁、心搏呼吸骤停。

3. 患者使用药物之后离开医院一段时间后发生迟发性药物过敏反应。

（三）应对措施

1. 立即停药,使患者吸氧、测生命体征并做好记录。

2. 患者平卧位。

3. 立即给予抗过敏、抗休克治疗,按医嘱注射盐酸肾上腺素、地塞米松等抗变态反应药;如发生呼吸、心搏骤停立即行心肺复苏、气管插管、人工呼吸,用多巴胺、间羟胺等血管治疗药。

4. 保持通气功能,充分给氧。

5. 患者脱离危险期后做进一步治疗。

6. 注意保暖,记出入量,患者未脱离危险期,不宜搬动。

（四）预防措施

1. 详细询问患者用药史、家族史和过敏史、病史。

2. 把好皮试关,严格按规定做好药物过敏试验。

3. 做好抢救准备,备好急救药品、物品和器材,发现过敏反应立即报告医师,就地抢救。

4. 输液室的值班护士做好输液室的巡视工作,发现患者有不良情况,及时处理。

5. 门诊注射室、输液室门口张贴输液、注射注意事项,告知患者注射、输液完毕不要急于离开医院,以避免不良后果。

二、注射、输液查对错误的风险与管理

（一）常见原因

1. 门诊输液患者密度大。

2. 护理工作人员工作量大、时间紧。

3. 未严格执行查对制度。

（二）风险表现

1. 叫错姓名。

2.药物混淆。

（三）应对措施

1.及时纠正。

2.向患者解释、说明，征得患者的谅解。

（四）预防措施

1.巧用标识牌及查对牌。

2.学会让患者自报姓名。

3.切实做好多方位的查对。

4.确保使用输液巡视卡，落实签名负责制。

三、患者自带药物的风险与管理

（一）常见原因

1.根据卫生部《处方管理办法》的规定，门诊患者非精神、麻醉、毒性、儿科等药品，医院不得限制患者到医院外的药品零售企业购药。

2.药品流通渠道多而乱，药品管理漏洞多，监管不充分，患者在医院外自行购买的药品质量难以保证。

（二）风险表现

1.患者持医师开具的处方到医院外面的药品零售企业购来药品，要求护士注射或者输液。

2.患者直接从家中带来自备药物，要求护士注射或者输液。

（三）应对措施

护士不能使用，给患者及其家属做好说服、解释工作。

（四）预防措施

1.医院明文规定，患者持医师处方购买药物，仅限于不需要本院护士注射、输液的药物，并将该规定张贴于门诊大厅。

2.做好对患者及其家属药物风险的宣传工作。

四、患者血源性感染的风险与管理

（一）常见原因

1.未严格执行一次性医疗用品使用制度。

2.一次性医疗用物不合格。

（二）风险表现

1.感染潜伏期，血液检查有血液传染病的病原体。

2.临床症状符合诊断。

（三）应对措施

1.静脉采血严格使用国标合格的一次性采血器、采血管。

2.积极采取抗病原体治疗。

（四）预防措施

1.加强一次性医疗用物的管理，用物必须符合质量标准。

2. 做好宣传工作,提高就诊者的防护意识。

五、护理人员血源性感染的风险与管理

(一)常见原因

1. 工作环境使护理人员频繁地直接接触患者的血液。

2. 被带有患者血液的针刺伤。

3. 护理人员自我防护意识差。

(二)风险表现

1. 感染潜伏期,血液检查有血液传染病的病原体。

2. 临床症状符合诊断。

(三)应对措施

1. 用过的采血针放入专用锐器盒集中,包装后送医疗焚烧中心做无害化处理。

2. 采血室操作台、地面、门把手、患者休息处每天用 500 mg/L 含氯消毒液擦拭,紫外线灯照射每日 2 次,每次 1 小时,遇特殊病例,如 HIV、性传播性疾病、梅毒血筛查,护士应戴手套操作,采血后立即弃除。

3. 被感染者暂时调离工作环境。

4. 有感染者,积极采取抗病原体治疗。

5. 给予组织支持和心理支持。

(四)预防措施

1. 实施合理、科学的防范措施,注重细节,有效监管,要求护士按操作规范及时准确抽取血标本。

2. 加强护理人员的自我防范意识,强化自我管理,严防交叉感染。

3. 严格执行护理操作规程。

六、检验报告单的风险与管理

(一)常见原因

1. 检验单多,检验项目多。

2. 检验报告管理混乱。

(二)风险表现

漏发、错发检验报告单。

(三)应对措施

安抚患者及其家属,查找原因,重新打印,及时补发报告单。

(四)预防措施

1. 按姓氏笔画分类放置,根据门诊病历上患者的姓名、医嘱项目等核对后发放,同时注意查对确认同名、同姓、同项目的检验报告单,避免漏发、错发现象的发生。

2. 加强检验报告单的发放管理,设立检验报告单发放专窗,增设各类项目登记本,专人负责发放。

3. 从管理上防范护患纠纷,建立健全各项规章制度。

4. 不断提高门诊护士的自身素质,转变观念,改善服务态度,提高门诊护理服务质量,注

重窗口形象,团结协作,提升服务效果,加强业务学习,提高理论水平;新检查项目开展时,组织有关人员学习,强化护理人员的法律意识。

七、血标本的风险与管理

(一)常见原因

血标本数量大、检查的项目多。

(二)风险表现

1.标本丢失、污染、损坏和混淆。

2.漏查化验项目。

(三)应对措施

1.标志清楚易识别。

2.标本和实验室检查项目一致无误。

3.必要时复查项目。

(四)预防措施

1.统一标志标准。

2.标本架设计适用合理,防止标本混淆。

3.医嘱化验单项目准确且清晰。

4.专人管理标本,仔细查对,认真负责。

八、换药室的风险与管理

(一)常见原因

1.患者自身因素,如病情特殊、体弱多病、抵抗力弱、自身愈合能力差。

2.操作者经验不足(用药和观察力)。

(二)风险表现

1.患者伤口愈合慢或长期不愈合。

2.患者对治疗不满意。

(三)应对措施

1.找出原因,对症治疗。

2.做好心理护理和疼痛处理。

3.做好解释工作。

4.必要时对伤口的分泌物做病原菌培养,确定敏感药物。

(四)预防措施

1.鼓励患者加强营养,提高自身免疫力。

2.操作者要不断学习新知识,提高伤口护理能力。

九、计划接种的风险与管理

(一)接种部位化脓感染或全身不适

1.常见原因

(1)护理行为不当。

(2)接种者抵抗力弱,接种部位条件差。

(3)接种时机选择不当,如有的护理人员对疫苗的特性没有充分了解,有的疫苗接种后可能出现局部或全身的不适,但护士没有对患者明确告知,易引发纠纷;有的接种者(特别是计划免疫)虽到接种时间,但身体不适,不宜接种,而护理人员仍然按计划时间进行接种,导致不良反应发生,可能引发纠纷。

2.风险表现

(1)接种部位红肿、热痛,甚至有脓性分泌物。

(2)全身有不适反应。

3.应对措施

(1)做好解释工作。

(2)接种部位保持清洁、干燥,及时换药。

(3)对症治疗。

4.预防措施

(1)严格执行无菌操作。

(2)严格遵守疫苗接种的适应证、禁忌证。

(二)疫苗登记失误

1.常见原因　漏种、重复种。

2.风险表现

(1)缺乏某种疾病的抵抗力。

(2)易感染。

3.应对措施

(1)按时补种。

(2)做好查对、登记工作。

4.预防措施

(1)建立健全疫苗登记制度。

(2)专人负责。

第三节　急诊护理风险与管理

急诊科的特殊护理风险包括:分诊室风险、抢救室风险、手术室风险和观察室风险。

一、分诊人员易被感染的风险与管理

(一)常见原因

1.分诊处是患者进入医院的第一站。

2.分诊人员是接诊患者的首诊者及第一接触者。

3.分诊人员自我防护意识弱。

4.急诊科的防护设备不配套。

(二)风险表现

被感染,如 SARS、麻疹等。

(三)应对措施

1.分诊人员按要求着装,戴好口罩,必要时穿戴特殊防护用具。

2.严格进行消毒隔离。

3.有疑似传染病患者,立即采取相应措施,并酌情及时上报。

(四)预防措施

1.急诊科配备防护用物。

2.加强分诊人员传染病相关知识的学习。

二、分诊纠纷的风险与管理

(一)常见原因

1.患者对就医环境及流程陌生。

2.检查环节多,流程繁琐。

3.患者缺乏就医知识。

4.沟通理解上的障碍。

5.护理人员缺乏分诊的核心知识和相关知识。

(二)风险表现

1.分诊不准确,致误诊率高。

2.患者得不到准确的诊治。

3.患者失去救治的机会。

4.护理人员对患者询问病情,在与患者交谈时,由于不注意咨询的环境,未回避周围人员,甚至大声询问,或将患者的病情转告他人,尤其是艾滋病等传染病,引发护患纠纷。

(三)应对措施

1.及时纠正分诊错误。

2.配合医师积极救治。

3.做好患者、家属或护送人员的解释工作。

4.尊重患者隐私权。

(四)预防措施

1.分诊工作应由具有一定工作经验的护师承担,并相对固定。

2.分诊护师要掌握急诊就诊标准,熟悉各专科常见疾病的特点,提高分诊的准确性,分诊准确率应≥95%,抢救分诊准确率为100%。

3.有传染病患者应及时报告、隔离。

4.掌握观察分诊技巧——问、看、听、闻、触、查,及时准确地进行分诊处理。

5.分诊过程中,尊重患者权利。

三、分诊人员人身安全的风险与管理

(一)常见原因

1.突发的急诊事件具有危险性、紧急性。

2.患者和护送人员有特殊情绪。

3.接诊的护理人员是急救通道的首诊者。

4.护理人员缺乏防护知识。

5.安全体系不健全。

(二)风险表现

患者和护送人员心情紧张、恐惧,情绪急躁,常常对接诊人员大喊大叫,甚至大打出手,威胁、恐吓。

(三)应对措施

1.快速疏导患者进入抢救室或专科诊室,立即呼叫有关医师应诊。

2.稳定患者和护送人员的焦急情绪,做好安抚工作。

3.必要时,通知医院保安人员到场。

(四)预防措施

1.有急救意识。

2.掌握心理护理在急诊科的特殊应用。

3.增强法律意识,提高自我防护意识。

4.医院应当加强急诊保安值班管理工作。

四、年轻护士急救技能差的风险与管理

(一)常见原因

1.缺乏工作经验,专业理论及基础知识不牢固,对危重患者的评估能力低下。

2.不能熟练地使用抢救仪器,救护技术不熟练。

(二)预防措施

1.对新进急诊科工作的护士进行规范化培训,掌握各种仪器的使用方法、常见疾病的观察要点及危重患者抢救技术等。

2.合理排班,强弱搭配,做好传、帮、带工作。

3.加强护士专业理论和基础知识方面学习,经常组织护士学习新知识、新业务、新技术,并定期进行理论、护理技能及应急能力考试。

4.定期组织"安全急救知识信息"分享会,提高年轻护士急救能力。

五、自杀患者就诊后再次自杀的风险与管理

(一)常见原因

1.患者对生活失去信心。

2.患者生活、工作、社会的压力过大。

3.心理疏导不到位。

4.看护不到位。

(二)预防措施

1.与患者沟通,聆听陈述,了解企图自杀的原因,针对原因进行心理疏导,给予必要的协助,必要时请心理医师给予心理治疗。

2.根据需要适当用约束带。

3.告知患者家属加强陪护,如需离开必须及时通知值班护士。

4.加强巡视,严格交接班。

5.及时检查,防止患者身边带有锐利用具,以防再次自杀。

六、抢救仪器故障的风险与管理

(一)常见原因

1.维修不及时。

2.突然停电或发生故障。

(二)风险表现

不能及时、有效、准确地开展抢救工作。

(三)应对措施

1.及时查找故障源,排除故障。

2.故障不能排除时,紧急更换仪器。

(四)预防措施

1.定期检查仪器性能,及时维修。

2.急诊科应双路供电。

3.培养护理人员的应急能力,掌握应急预案。

4.熟悉掌握仪器的使用及故障排除法。

七、急救药品储备不足的风险与管理

急救药品包括抗休克药、心血管药、中枢兴奋药、镇静镇痛药、止血药、解毒药、利尿药、洗胃灌肠用药、常用液体等。在急诊室要配备充足,供随时急用。

(一)常见原因

1.急救药品数量不足,种类短缺。

2.对急救药品名称、剂量不熟悉。

3.口头医嘱多,未能及时复述医嘱内容。

(二)风险表现

1.抢救用药不准确。

2.延误急救时间。

3.出现护患纠纷。

(三)应对措施

1.立即调配抢救药物。

2.及时听清和复述医嘱,注意力集中。

(四)预防措施

1.急救药品要准备齐全,时刻处于良好备用状态,防过期,防变质。

2.做到专人负责管理,定期检查,严格交接班制度,不得随意外借、挪用。

3.定品种数量、定位。

4.掌握抢救药物的名称、剂量、用法、时间。

5.各种急救药物的空瓶应集中放在一起,以便统计与查对,避免医疗差错。

八、急救物品可能出现的风险与管理

急救物品包括气管插管、输液、输血、导尿、各种穿刺、气管切开、静脉切开等物品。

（一）常见原因

1. 未严格执行无菌物品的消毒时间和有效期。

2. 无菌物品被污染。

（二）风险表现

1. 超出无菌有效期。

2. 浪费用物。

（三）应对措施

定期检查无菌物品的消毒时间和有效期。

（四）预防措施

1. 专人管理物品,确保物品的有效性。

2. 无菌物品定位、定数。

九、抢救时进行心肺复苏造成胸、肋骨骨折的风险与管理

（一）常见原因

1. 患者年老体弱、骨质疏松,易骨折。

2. 心脏按压用力不均或用力过度,造成骨折。

（二）风险表现

1. 患者胸骨塌陷。

2. 增加并发症发生率。

（三）应对措施

1. 停止胸外按压。

2. 开胸手术、心脏挤压。

（四）预防措施

1. 心脏按压用力均匀。

2. 心脏按压部位准确。

3. 运用心肺复苏机,有效且减少并发症。

十、急诊手术室可能出现的风险与管理

（一）手术对象或部位错误

1. 常见原因　多名急诊患者就诊;没有严格执行手术查对制度。

2. 风险表现　手术对象错误,手术部位不准确。

3. 应对措施　手术前严格核对患者,确定手术部位。

4. 预防措施　严格执行手术查对制度,做好十二查,即患者床号、姓名、性别、年龄、住院号、诊断、手术名称、手术部位、术前用药、药物过敏试验结果、备皮、所带物品。

（二）异物遗留体腔、创口

1. 常见原因

(1)纱布、器械、棉片、缝针等清点不仔细,四清点制度不落实。

(2)玻璃等易碎异物所致外伤,医师清创不干净,导致异物存留患部。

2. 风险表现

(1)患者不适。

(2)有 X 射线确诊。

3.应对措施　患者同意时,取出异物。

4.预防措施

(1)严格执行四清点制度:即手术过程必须在打包时、手术时、关体腔前、关体腔后四次清点物品,无误后,方可缝合体腔。

(2)对于疑有异物在伤口处难以清除干净的,要据实告知患者,注意复查、随诊。

(三)用错药

1.常见原因

(1)不按医嘱用药。

(2)执行口头医嘱时用错药。

(3)用外用药时核对不仔细。

2.风险表现　患者出现药物不良反应,如过敏性休克。

3.应对措施

(1)立即停止给药,通知医师。

(2)对症处理。

4.预防措施

(1)严格执行药物三查八对制度。

(2)用抢救药时,必须复述一遍,无误后方可执行。

(3)药物分类标识明确。

(四)院内感染

1.常见原因

(1)不严格执行无菌操作原则。

(2)感染途径控制不严。

(3)消毒隔离措施不落实。

2.风险表现

(1)患者伤口感染。

(2)患者疾病感染。

3.应对措施

(1)抗菌消炎,控制感染。

(2)伤口换药。

(3)积极治疗感染疾病。

4.预防措施

(1)严格遵守无菌操作原则。

(2)保护切口,保护体腔。

(3)严格遵守传染病患者的手术处理原则。

(五)手术器件数量不足

1.常见原因

(1)急诊手术的患者突然增多。

(2)急诊手术器械管理混乱。

2.风险表现　手术条件不能满足患者需求。

3. 应对措施　分流患者进入普诊手术室进行手术救治,建议病情、伤情允许的患者转诊。

4. 预防措施　健全应急措施,资源共享。

十一、门诊护理记录可能出现的风险与管理

门诊护理记录是将医护人员在门诊为患者进行抢救治疗、实施护理以及对患者病情动态记录下来形成的书面文件,是护士执行医嘱、实施抢救治疗护理的主要依据。门诊护理记录在法律上有其不容忽视的重要性,应认真、客观、真实地记录。门诊护理记录包括患者来科的时间、状况,采取的抢救方法,护理措施及效果、病情转归等。漏记、错记等均可能成为日后的法律问题。

(一)常见原因

1. 由于急、危、重症患者的抢救成功率难以保证,极易发生医疗事故争议,而记录患者生命状态和抢救过程的急救记录是判定医疗事故责任的重要依据。

2. 不重视护理文书的书写,或文字表述能力差。

(二)风险表现

1. 抢救记录不完善、不及时、不准确,不能客观地记录患者的生命状态,生命体征与病情不相符。

2. 不能详细、准确、及时地记录抢救过程。

3. 与医疗资料不相符。

4. 时间记录不准确。

(三)应对措施

1. 及时、准确、详细、完整、客观地记录有关护理资料,应注意记录抢救、用药时间,抢救措施及结果,时间记录应当具体到分钟。

2. 对于护理资料中存在的问题,组织护理人员进行分析讨论,查找原因,指出护理资料缺陷存在的危险性,提高护理人员的工作责任感和法律意识,保障医患双方的合法权益。

3. 抢救工作结束后,及时核对记录,医护人员均以临时记录为依据,认真填写抢救记录,避免各种记录之间出现差异,同时也防止疏忽、遗漏。

(四)预防措施

1. 重新设计制定抢救记录单。

2. 抢救危重患者过程中护士执行口头医嘱时要复述 2 遍。

3. 完善出诊记录。

4. 强化护理病案环节质量监控。

参考文献

[1]黄秀英,曹敏,王红卫,等.实用护理学与临床康复[M].昆明,云南科技出版社,2019.

[2]佘晓佳,吴国栋,林慧洁,覃金燕.优化肺癌化疗临床路径的综合护理模式临床应用研究[J].黑龙江医学,2016(10).

[3]石兰萍.临床内科护理基础与实践[M].北京:军事医学科学出版社,2013.

[4]徐丽,肖瑾.延续护理对维持性血液透析患者自我管理行为和生活质量的影响[J].中国医学装备,2018(05):128-130.

[5]潘洋.护理干预在体外冲击波碎石治疗尿路结石中的应用效果评价[J].实用临床护理学电子杂志,2019(40):88+98.

[6]佘晓佳,吴国栋,林慧洁,覃金燕.优化肺癌化疗临床路径的综合护理模式临床应用研究[J].黑龙江医学,2016(10).

[7]孙庆燕,郭丽丽,赵琳燕,等.临床医学全科护理[M].长春,吉林科学技术出版社,2019.

[8]妊娠期糖尿病护理的方法和效果探讨[J].姜开莲.糖尿病新世界,2018(07):3-4.

[9]鄢淑清,毕红颖.内科护理[M].北京:人民卫生出版社,2013.

[10]赵艳,张研红,刘鹭燕,等.高龄经产妇的妊娠结局分析及护理对策探讨[J].中国生育健康杂志,2019(02):131+134.

[11]刘丽,陈豪,王秀云,等.护理操作实践与临床指导[M].长春,吉林大学出版社,2019.

[12]李娟娟,向美芹,吴爱兰,等.护理基础操作与临床应用[M].武汉,湖北科学技术出版社,2019.

[13]王丽娟,孙苗芳.非酒精性脂肪肝病运动疗法的研究进展[J].中华护理杂志,2014(05):588-592.

[14]杨湘英,么伟,江莉,等.综合临床护理学[M].长春,吉林大学出版社,2018.

[15]王燕.强化护理干预对冠心病合并慢性心力衰竭患者心理状态及生存质量的影响[J].中国医药指南,2019(11):282-283.

[16]王楠,杨淑侠,张桂香,等.新编临床护理学精要[M].武汉,湖北科学技术出版社,2018.

[17]吴海静,符鸿香,王绥燕.急性肠胃炎患者优质护理的临床应用效果探析[J].结直肠肛门外科,2018(S1):138-140.

[18]周广红,张兰玲,赵冬梅,等.现代临床护理操作技术[M].长春,吉林科学技术出版社,2018.

[19]王芬,王蕊,汤淼,等.医学护理规范操作基础[M].长春,吉林科学技术出版

社,2017.

[20]张波,桂莉.急危重症护理学[M].北京:人民卫生出版社,2012.

[21]张红妹,张瑜,王琰美,等.实用临床护理学[M].长春,吉林科学技术出版社,2017.

[22]时春华,潘红霞,焦品莲,等.新编临床护理学理论与操作[M].长春,吉林科学技术出版社,2017.